재미있는 남자 센스있는 여자

전승훈 엮음

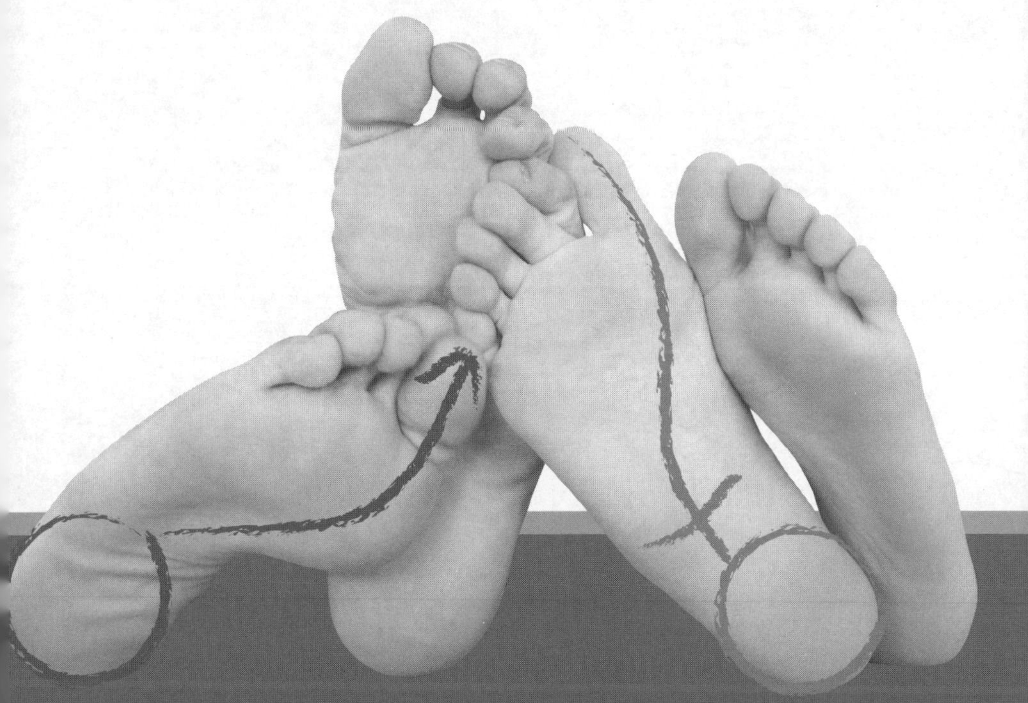

자식을 낳아 기르면서도

성에 대해 알아도 잘못 알고,

몰라도 너무 모르는.

이 땅의 건강한 부부와

성인 남녀에게

이 책을 권합니다!

2006. 5 . 16

전쟁에서 승리하여 훈장 받은
전　승　훈

INTRO · · · · · · · · · · · ⇒

어둡고 눅눅한 성을, 환하고 뽀송뽀송한 것으로 만들기 위해서 무진 애썼다. 그리고 특정 직업이나 개인에 대하여 개인적인 감정이나 고의성이 전혀 없음을 먼저 밝혀둔다. 특히 여성에겐 더욱 그렇다.

지나치게 원색적이고 저급한 것은 피했지만, 눈높이를 성인으로 맞추었기 때문에 자료적 가치와 효과를 위해 웬만한 것은 그대로 실었다. 따라서 약간의 저속성(?)을 띌 수밖에 없는 필자의 애로사항을 독자께서 헤아려 주길 바라며, 약간의 과장과 지나친 표현이 있더라도 웃음은 그냥 웃음일 뿐이라는 마음으로 읽어주길 바란다.

이 책은 정상적인 부부와 건강한 성인 남녀를 위해 쓰여졌다. 아울러, 우리시대의 비뚤어진 성문화에 대한 올바른 인식과 건강한 청소년을 위한 성교육의 도우미로서 자료적 가치를 기대해 본다.

이 책은 성적 호기심을 끌어들여 성에 대한 올바른 상식과 건전한 성생활을 제시하고, 한국의 해학과 세계의 유머를 건강한 웃음으로 만들어 우리사회의 어두운 곳을 조금이라도 환하게 밝히기 위해 노력했다.

현대는 유머 있는 사람이 유리하다. 하지만 유머도 품질이 있기 때문에 정제과정을 거친 깔끔하고 강한 유머라야 경쟁력이 될 수 있다!
왜냐하면 잘못 날아간 유머는, 자신에겐 손해를 입히고 상대방에겐 피해를 주기 때문이다.
이 책에서 '성'과 '웃음'이라는 두 마리 토끼를 다 잡았으면 한다.
모든 독자에게 분발을 촉구한다!

INDEX · · · · · · · · · · ·

아시나요?

이 책의 정보는 최신 성의학 정보에 의해 수정 될 수 있습니다이 책의 정보는 진료나 치료를 목적으로 사용할 수 없습니다.

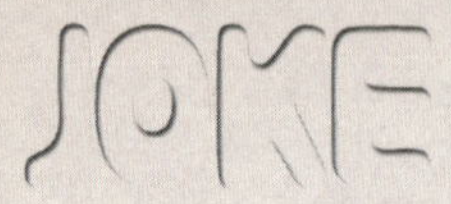

유머 예화

이 코너를 통해 좀 더 솔직한 웃음을 소개하고 싶었다.

남들이 쓸모 없다고 생각하는 것을 그냥 버리지 않고,
사금을 채취하듯 쉬지 않고, 수많은 자료와 아이디어를
채로 걸러 모아 정제과정을 거쳐 순금으로 만들었다.

등급판정은 3등급으로 나누었는데, 1등급만 실으면 구색(?)이
갖추어지지 않기 때문에 약간의 저속성을 띤 2, 3등급도
같이 실었다(3류 저질은 폐기 처분했음).

등급 판정의 기준은 필자에 의해 매겨졌기에 절대적인 것은 아니다.
그러나 최대한 객관성을 확보하기 위해 노력했으며
주변 동료와 이웃의 도움이 컸다.
모든 분께 감사 드린다.

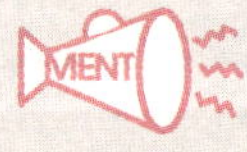

이 코너는 대화시 유용하게 쓸 수 있는 멘트를 가급적
유머 예화와 연결시켜 보았다.

이 코너는 지금까지 밝혀진 최신 성의학 정보를 토대로 하여 필자가 나름대로 조크와 유기적인 연관을 지어 최선을 다해 꾸몄다. 독자들의 성적 호기심과 정확한 성의학 정보에 대한 갈증을 다소 풀어줄 것으로 기대한다.

성은 의미부여를 하면 한없이 할 수 있지만, 밥 먹고 생활하듯이 일상적으로 생각하면 생활이 된다. 따라서 우리 모두의 내면에 있는 성에 대한 호기심을 애써 외면하는 어리석음은 버려야 한다. 성생활은 부부생활의 꽃이다. 성의 기쁨을 찬미할 수 있는 사람이 되어야 한다. 성 자체에 대한 꺼림칙한 인식은 이미 유통기한이 지난 것이다.

성은 신이 창조한 가장 아름다운 것이고, 더 이상 견줄 것이 없는 쾌락이고, 새 생명의 탄생을 위한 파종이다. 그렇기 때문에 성은 열광할 것도, 무시할 것도 아니다. 그리고 아닌 척, 없는 척 한다고 있는 것이 없어지는 것이 아니다. 있는 것을 이야기 할 뿐이다. 단 제대로 된 이야기를 하고자 한다.

우리나라에서 성에 대해 말한다는 것은, 성을 누리는 것보다 훨씬 어렵다.

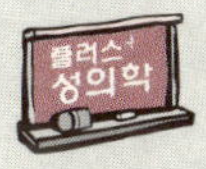

플러스 성의학

이 코너는 팁이다. 그냥 팁이다.

하나라도 더 독자를 챙겨드리려는 필자의 애뜻한 마음이다.

그리고 아직도 밝혀지지 않은 많은 부분의 성의학 정보가 남아 있기 때문에, 계속적인 연구와 노력 그리고 최신 정보수집을 통해 또 다시 독자와 만나고 싶다.

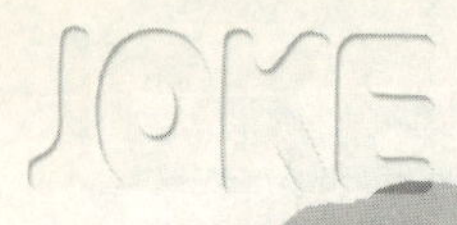

신비의 마술

신비의 마술사가 TV에 나와 다음과 같이 말했다.
"아픈 곳이 있는 사람은, 오른 손을 TV에 갖다 대고,
왼 손은 아픈 곳에 대십시오!"
그러자 할아버지가 오른 손을 TV에 갖다 대고,
왼손은 바지 속으로 넣었다.
이 광경을 본 할머니는, 할아버지가 밉살스러운 듯
큰 소리로 외쳤다.

"아니, 영감! 아픈 데 갖다 대라고 했지,
누가 죽은 거에
갖다 대라고 했어요?!"

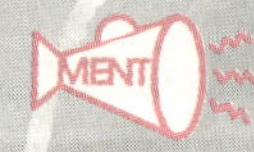

남의 불행을 즐기는 여자는, 자신의 우위성을 확인하려는
의식이 항상 작용하고 있다.

규칙적인 성생활은 우리의 건강유지에 큰 도움을 준다. 물론 「자위행위」를 포함한 성생활 전반이 그렇다. 그것은 실제적으로 「자위행위」를 했거나 또는 정기적인 성관계를 한 사람은 그렇지 않은 사람에 비해 더 훌륭한 「외성기」나 「질」조직을 가지고 있다. 즉 규칙적인 성생활이 「음경」이나 「질」뿐만 아니라, 혈관계, 신경계, 또 호르몬선 등 타 조직에도 긍정적인 영향을 준다는 것이다. 그러나 너무 자주 성관계를 하거나 또 전혀 하지 않는다면 「전립선」장애가 오는 경우가 많기 때문에 규칙적이고, 정기적이며 자신에게 적당한 성생활을 즐겨야 한다. 결국 성을 너무 억압해서도, 너무 발산해서도 안 된다는 평범한 진리를 우리 몸이 증명하고 있는 것이다.

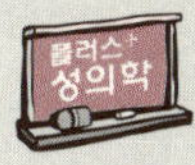

규칙적인 성생활이 건강에 좋은 10가지 이유

① 육체적 운동의 한 형태이기 때문에 혈액순환에 도움주고 콜레스테롤 수치를 낮춰준다.

② 한 번에 200~400kcal 소모되기 때문에 다이어트의 효과가 있다

③ 근육의 긴장을 풀어줘 통증(두통, 요통, 근육통, 생리통, 치통 등)을 완화시켜 준다.

④ 글로불린A 분비 증가로 면역기능이 강화되고 특히 독감예방의 효과가 있다.

⑤ 1주일에 3번 이상하면 뇌졸중과 심근경색 발병률을 절반이하로 줄인다.

⑥ 여성에겐 에스트로겐 분비가 활발해져 피부미용에 좋고 골다공증을 예방한다.

⑦ 뇌를 자극해 노화, 치매, 건망증을 억제하고 젊음을 유지시켜준다.

⑧ 전립선을 보호하며 전립선암과 염증을 예방하고 근력을 강화시킨다.

⑨ 여성의 자궁이 건강해져, 자궁질환을 예방하고 난소암 세포를 죽이는 효과가 있다.

⑩ 스트레스를 없애주고 정신건강에 좋아 우울증, 무기력, 의욕저하 등을 치료한다.

성생활이 순환기계통에 긍정적인 영향을 주기 위해서는 땀을 흘릴 정도로 적어도 20분 이상 지속돼야 하고, 폐경 후 성관계를 정기적으로 하지 않으면 질 내부 조직과 근육이 약화되어 세균감염에 약해진다. '섹스는 신이 내린 최상의 보약!'이라는 말까지 있다. 그러나 이러한 혜택은 정상적인, 건전한 섹스를 출발점으로 한다는 사실을 명심해야 한다. 그렇지 않을 경우 적잖은 부작용이 따른다.

안경

안경을 새로 맞춰 간 청년이 하루 만에 다시 안경점을 찾아왔다.

여점원 : 아니, 어제 안경을 맞춰 쓰셨는데, 웬일이세요?

청　년 : 저~ 안경이 망가져서, 고쳐 쓸 수 있나 해서왔습니다.

여점원 : 어머~ 큰 사고를 당하셨나 보다. 괜찮으세요?

청　년 : 저~ 말하긴 좀 곤란하지만, 키스를 하다가
　　　　　그만 이렇게 됐어요.

여점원 : 키스를 했는데, 어떻게 안경이 이 지경이 됐어요?

청　년 : 에~이, 그걸 꼭 얘길 해야 돼요?

여점원 : 그럼요.

청　년 : 제가 키스를 하고 있는 데요, 그 여자가 갑자기
　　　　　다리를 '확!' 오므려서 그만...

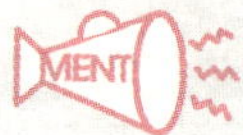

여자는 남자에게 관심을 갖게되면, 대화나 행동을 통해
그 남자를 공격 한다

사춘기에 접어들면 소년의 얼굴에는 수염이 자라기 시작한다. 그러나 남성 심벌을 상실한 내시는 수염이 없는 모습이 된다. 그렇다면 수염은 왜 남성에게만 자라는 것일까?

그 이유는 「남성호르몬」에 있다. 물론 여자에게도 「남성호르몬」이 분비되어 음모와 겨드랑이 털이 자라게 되지만 여성의 몸에 흐르는 「남성호르몬」은 양이 적어 수염이 나지 않을 뿐만 아니라 다리의 털도 흔적만 보이기 일쑤다. 이처럼 털이나 수염이 남성의 특징이 되다보니 흔히 정력의 상징처럼 여겨지기도 한다. 과연 그럴까? 아니다. 한 연구에 따르면 털 많은 것은 건강과 정력, 어느 쪽과도 연관이 없다. 수염이 덥수룩한 털보나 가슴에 털이 무성한 남자가 터프한 남성미를 느끼게 할지는 몰라도 정력과는 아무 관계가 없다.

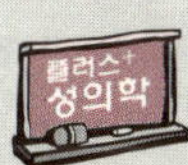

음모가 곱슬거리는 이유

머리카락과 음모의 자라는 모양이 다른 것은, 그것이 자라는 방식이 다르기 때문이다. 털의 단면을 보면 원형과 타원형이 있다. 곧게 뻗는 털은 원형이고, 곱슬곱슬한 털은 타원형이다. 머리카락은 「여성호르몬」이 작용하여 원형으로 자라고, 음모를 비롯한 겨드랑이 털과 가슴 털은 「남성호르몬」이 작용하여 곱슬곱슬하게 자란다. 털을 자라게 하는 힘은 「여성호르몬」이 「남성호르몬」보다 훨씬 강하다. 그래서 머리카락이 음모보다 훨씬 길게 자라는 것이다.

JOKE

네 이웃의 아내를 탐하지 말라

어느 부부가 식탁에 마주 앉아, 새로 이사 온 옆집 부부 이야기를
하고 있었다.

남 편 : 여보! 한 달 전에 이사 온 옆집 부부 말이야.

한 달 내내 지켜봤는데, 매일 아침 출근할 때마다 남편이

부인한테 꼬박꼬박 키스를 해주더라고. 보기가 참 좋던데…….

아 내 : (쑥스러운 듯) 아휴, 당신도 말로만 그러지 말고 당신도

한 번 옆집 남편처럼 해보세요. 난 괜찮으니까!

남 편 : (깜짝 놀라면서) 뭐라고? 당신 정신 나갔어?

난 아직 그 집 부인하고 인사도 제대로 나누지 않았는데!!!

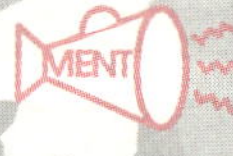

여자는 상대방을 열심히 칭찬함으로서, 무의식중에 자신의
질투심을 달래고 있는 것이다.

[발기현상]은 피가 [음경]에 몰려드는 것이다?

남자의 「음경」은 평소에는 매우 부드럽고, 말랑 말랑하여 밑으로 쳐져 있지만 일단 성적 자극을 받으면 「발기현상」을 보인다. 성적자극은 우리 몸의 신경계 중 대뇌와 척수에 전달되어 자율신경계인 「부교감신경계」와 「교감신경계」를 통해 「음경」에 분포되어 있는 혈관에 전달된다. 이때 동맥이 능동적으로 팽창되면서 평소보다 약 20~50배가 되는 많은 양의 혈액이 「음경」안으로 들어가 「음경해면체」가 확장되어 「내압」의 상승으로 「발기」가 일어난다. 또한 정맥이 수축되어 「해면체」 안에 가득 찬 혈액이 흘러나가는 것을 방지하므로 「발기현상」이 지속되는 것이다. 그리고 남성이 성적으로 가장 민감한 반응을 보이는 부분은 「음경」의 「귀두」부분이다.

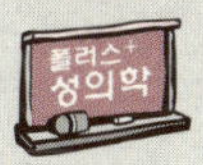

「발기부전」예방법 10가지

① 금연!(흡연은 「발기부전」으로가는 지름길)
② 고혈압, 심장병이 있으면 주의!
③ 혈중 콜레스테롤 조절하기.
④ 당뇨병 환자일 경우 혈당 조절하기.
⑤ 지나친 음주 삼가기.
⑥ 스트레스 덜 받기.
⑦ 규칙적인 생활하기.
⑧ 6개월 이상의 오랜 금욕 피하기.
⑨ 현실적인 생활태도 갖기.
⑩ 문제가 있으면 바로 진료 받기.

해몽

꿈속에서 여자의 엉덩이와 숫자를 보면 재수가 좋다는 것을
믿고 있는 한 청년이 꿈을 꾸었다. 꿈의 내용은, 미인이
자기를 보고 코앞에서 엉덩이를 흔들고 있었는데, 왼쪽엔
'1' 자가 써 있었고 오른쪽엔 '7' 자가 써 있었다.
꿈에서 깨어난 청년은 일어나자마자 모든 돈을 닥닥 긁어
온 동네를 돌아다니며 '17'로 끝나는 복권을 모두 샀다.
복권 추첨하는 날-
우~ 왝~! 1등의 끝 번호는 '1 0 7'이었다.

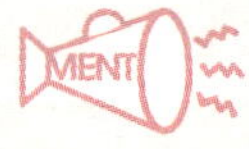 남자가 나이가 들어 지켜야 할 도리는 장도리(일)이고,
여자가 나이가 들어 지켜야 할 도리는 아랫도리이다.

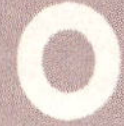

「G스팟」이란 용어는, 발견자인「Emst Grafenberg」의 이름을 따서 붙여진 것이다. 이것은 「질」입구에서 약 3~5㎝ 정도 들어가, 배꼽 쪽으로 향하여 있는 손톱 크기의 조직덩어리이다. 이 부위를 자극할 경우 오줌이 마려워지면서, 재빨리 「오르가슴」에 도달 할 수 있다는 것이다. 때때로 여자들도 남자들이 「사정」을 하듯 「정액」비슷한 액체를 내뿜을 수 있다고 하는데, 일부 학자들은 그것이 오줌일거라고 추정하기도 한다. 어쨌든 아직 해부학적으로나 생리학적으로 「G스팟」에 대해서는 논란의 여지가 남아있다.

이것이 발달한 여성일수록 성적으로 발달하고, 멀티 「오르가슴」을 느낄 수 있고, 「사정」을 하는데 누구나 훈련을 하면 가능하다고 한다. 그러나 이것이 있다고 해서 정상이고, 없다고 해서 비정상은 아니다.

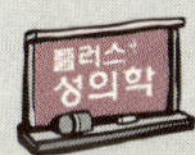

성에 대한 상식

① **사춘기** : 어린이가 어른으로 변해 가는 과정의 한 단계. 보통 청소년 초기를 말함.

② **고 환** : 정자를 생산하는 곳.

③ **음 낭** : 고환을 감싸고 있는 주머니. 체온보다 3℃ 정도 낮게 유지함.

④ **정 관** : 고환에서 만들어진 정자가 정낭으로 이동하는 통로.

⑤ **음 경** : 길고 둥근 관 모양으로 생김. 정액과 오줌이 나오는 통로.

⑥ **난 소** : 자궁 좌우에 있음, 성숙된 난자를 생산하는 곳.

⑦ **난 관** : 난소 옆 약 10㎝ 길이로 뻗어 있는 관. 성숙된 난자가 자궁까지 이동하는 길.

⑧ **자 궁** : 태아가 자라는 곳. 평소에는 주먹만하다가 임신을 하게 되면 30~40배로 커짐.

⑨ **질** : 분만 시 태아가 나오거나, 자궁으로부터 분비물이나 월경 때 혈액이 나오는 길.

⑩ **임신중절** : 임신 중에 인위적으로 유산시키는 일. 모자보호법에 의해 규제를 받음.

⑪ **피 임** : 임신이 가능한 여성이 인위적으로 임신을 억제 시키는 것.

⑫ **먹는 피임약** : 복용하면 난자 생성이 억제됨. 장기간 복용하는 것은 좋지 않음.

⑬ **콘돔과 페미돔** : 피임을 하는 데에 사용되는 기구. 정자와 난자의 수정을 막음.

⑭ **월경주기법** : 여성의 배란기를 이용해 피임하는 방법. 월경이 규칙적인 여성의 경우에 적용됨.

⑮ **기초체온법** : 여성의 기초체온으로 배란일을 알아 피임하는 방법.

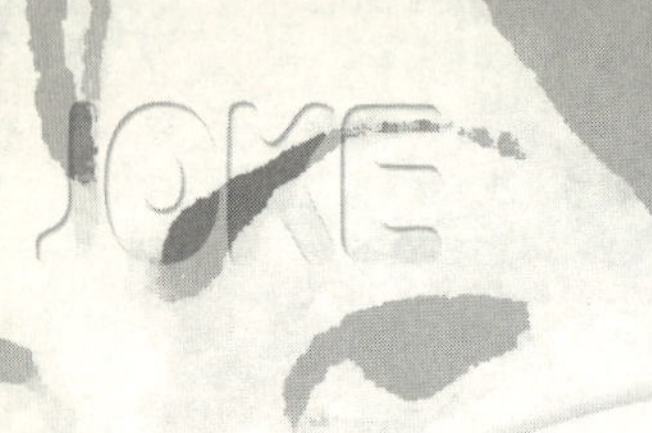

섹스 빌딩

20층 짜리 섹스 빌딩이 있었다.
무엇을 하는 빌딩인고 하니...

1층은, 최고의 미인들과 즐기는 곳. 값은 백 만원.
2층은, 모델하다 떨어진 수준의 미인들과 즐기는 곳.
　　　값은 구십 만원.
3층은, 수수한 미인들과 즐기는 곳. 값은 팔십 만원.
....
....
......
...

꼭대기 층인 20 층은 엘리베이터가 없고, 단돈 천 원.
모든 관광객이 꼭대기 층으로 계단을 따라 헐떡이며 올라갔다.
올라간 곳에는 투표할 때 쓰는 기표소 같은 것이 수십 개 있었
고, 그 안으로 들어가자, 그 안에는 야한 여자 사진과 함께 이
런 문구가 써 있었다.　'Self Service'

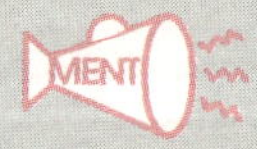

남자는 누드에 약하고, 여자는 무드에 약하다.

? 방출되지 않은 정자는 체내에 흡수된다?

「자위행위」나 「몽정」 또는 성관계를 하지 않아 방출되지 못한 정자는 체내에 흡수된다. 젊었을 때는 성관계를 하지 않아도 「자위행위」나 「몽정」이라는 형식으로 자주 방출되지만 나이를 먹음에 따라 그와 같은 현상은 점점 줄어든다. 이때 방출되지 못한 정자는 분해 되어 체내에 흡수된다. 또한 정자는 80일간에 걸쳐 만들어진다. 따라서 정자의 수명은 80일 정도로 보면 된다.

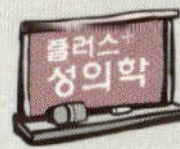

「자위행위」에 지나치게 익숙하면 「사정지체」가 온다.

「사정지체」이것은 '성이 더디다'는 얘기와도 똑같은 말이다. 이것은 ① 너무 사랑을 하거나, ② 너무 아끼고 존경하거나, ③ 「자위행위」에 익숙하거나, ④ 당뇨나 고혈압 등으로 인해 오르가슴에 필요한 우리 몸의 감각조건을 쇠퇴시켜 나타나는 현상으로 상대에 대한 보호감정이나 경외감 또는 임신이라도 하면 어쩌나 하는 공포감도 심리적으로 작용한다. 또 마치 자신이 성직자인 것처럼 순결이나 청결에 대해 깊은 강박관념, 즉 성적쾌감 자체가 하나의 죄라고 여기는 의식도 「사정지체」를 불러온다. 특히 성에대해 폐쇄적이라 인정되는 우리나라 남성들은 일찍부터 「자위행위」에 눈뜬다. 또 군대나 기숙사 등 여성의 출입이 금지되는 공간에서의 생활을 경험하는 우리나라의 청소년들 사이에는 「자위행위」가 성욕해소의 큰 강으로 흐르고 있다. 그런 「자위행위」에 대해 지나치게 익숙해도 「사정지체」의 원인이 되고 있다.

월급봉투

퇴근 시간 지하철 안. 한 아가씨 뒤에 청년이 서 있었다.
갈수록 사람은 많아지고, 아가씨 뒤에 있던 청년은 자신의 의
지와는 상관없이 아가씨 힙에 몸이 닿게 되었다.

아가씨 : 아니, 근데 이게 뭐야! 뭐가 이렇게 자꾸 쿡쿡
　　　　 찌르고 그래 정말~!!!

청　　년 : 아니, 무슨 얘기야 지금! 호주머니 속의 월급봉투가
　　　　 좀 닿았기로서니, 나 원 참~.

아가씨 : (휙 돌아보며)야~ 임마!
　　　　 아니, 니 월급봉투는 잠깐 사이에 세 배씩 불어 나나?
　　　　 이걸 화~악 그냥…….

잠시 후…….

청년 : 아이고~, 제발 내 월급봉투 좀 놔 줘요~!

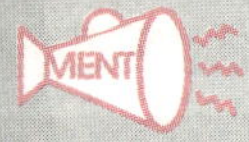 남자는 마음속에 말을 담지 않고, 여자는 말속에 마음을
담지 않는다.

? 사춘기 전에 「고환」을 상실하면 변성기가 안 온다?

남자가 사춘기 이전에 「고환」을 상실하면, 「남성호르몬」을 생산하지 못하기 때문에 변성기가 오지 않는다. 사극에서 내시들의 목소리가 여성스러운 것이 바로 이 때문이다.

또한 고환을 상실하면 수염도 나지 않고, 음모는 여성의 형태로 자라게 되며, 몸집은 근육대신 지방질이 많은 곡선의 형태로 자라게 된다.

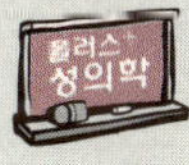

내시가 반란에 실패한 이유 4가지

조선 말엽 철종 때. 강화도령인 임금은 정사를 돌볼 능력이 없어, 안동 김씨의 세도정치가 극에 달하여 도처에서 민란이 끊이질 않았다. 그러던 차에 내시들까지 반란을 일으킨 것이었다. 자못 기세등등하였으나 그만 진압 당하고 모두들 처형되고 말았다.

이 사건을 두고 평생을 연구한 모 역사학자는 내시의 난이 실패로 돌아간 이유를 다음 4가지로 들고 있다.

① 그들은 정관(定款)을 만들 수가 없었다.

② 그들은 어려울 때 난관(難關)을 뚫을 수가 없었다.

③ 그들은 발기인(發起人)을 세울 수가 없었다.

④ 그들은 어려운 일이 닥쳐도 누구에게 사정(事情)을 할 수가 없었다.

JOKE

세탁기

사춘기의 아이들과 함께 사는 부부가 있었다.

아이들 눈치 때문에, 부부 관계를 갖자는 사인으로 "여보! 우리 세탁기 돌릴까?"라는 말로 약속을 했다.

어느 날, 남편이 아내에게 세탁기를 돌리자고 제안을 했으나, 아내는 오늘 대청소와 집안일 을 많이 해서 피곤하니까 내일로 미루자고 했다. 아내의 말이 이해도 되지만 남편은 섭섭하기도 하고, 화가 나서 건넌방으로 건너갔다.

새벽이 되자 아내는 몸도 좀 풀리고 남편이 안 돼 보였는지 건넌방으로가 남편을 깨우며 말했다.

아내 : 여보~옹! 세탁기 돌리러 왔어요~옹!

남편 : (단호하게) 안 돌려도 돼!

아내 : 아니 왜요?!

남편 : 나 혼자 손빨래했어!

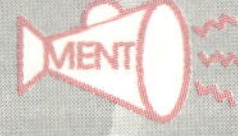

거절당한 사랑만큼 슬픈 것이 없고, 성취된 사랑만큼 기쁜 것도 없다.

? 남성은 결혼 후에도 「자위행위」를 한다?

결혼 후에도 남편이 「자위행위」를 하고 있다면 어떻게 할까? 물론 처음에는 놀라고 당혹스러울 것이다. 하지만 안심하시라. 남편만이 아니라 많은 남성과 여성도 「자위행위」를 즐기고 있다. 「자위행위」는 결혼하기까지의 성관계 대용품은 아니다. 성관계와는 다르지만 하나의 성행위인 것이다. 또한, 독신자나 혹은 이성이 없을 때에 하는 것으로만 정해진 것도 아니다. 대부분, 아니 95%에 가까운 기혼 남성이 아내가 모르게 「자위행위」를 하고 있다. 결혼 생활을 하고 있는 여성도 마찬가지다. 남편이 「자위행위」를 한다고 해서 특히 당신과의 성생활에 만족하지 않는다는 것을 의미하지는 않는다. 남편의 행위를 이상하게 여기지 않고, 당신이 남편을 즐겁게 해 줄 수 있는 방법을 연구하면 아무런 문제가 되지 않을 것이다. 사실 애무라는 것도 상대가 대신해 주는 「자위행위」의 일종이다.

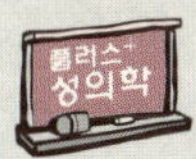

섹스와 사랑

섹스와 사랑은 반드시 일치하지는 않는다. 성관계를 가지면서도 영원토록 사랑하지 못할 상대가 있는가 하면, 사랑을 하면서도 성관계없이 서로 살아갈 수도 있다. 그러나 섹스와 사랑은 서로 완벽히 결합될수록 오래 가고 그 '하나하나'가 의미 있다.

섹스와 사랑. 그것은 이해와 타협이다. 성관계없는 사랑도, 사랑없는 성관계도 존재할 수 있지만 그것은 향기없는 꽃과 같다. 어느덧 자신 앞에 다가오는 사랑의 시험대인 섹스! 현명하게 대처해야 할 일이다. 평범한 사람이나 신부 또는 목사, 승려에게도 섹스는 시험대에 오른다. 누구는 참음으로써 존경받고, 누구는 성실하게 임함으로써 사랑 받는다.

차고문

어느 날, 화장실을 갔다 오는 사장님이 바지 지퍼 올리는 것을
깜빡 잊고 사장실로 돌아왔다.

여비서 : 어머! 사장님, 차고 문(바지 앞 지퍼)이 열렸어요.

사　장 : 어~ 그랬어. 그랜저 같은 거 봤는가?

여비서 : 그랜저는 못 봤고요, 티코하고 바람 빠진 타이어
　　　　두 개는 봤어요.

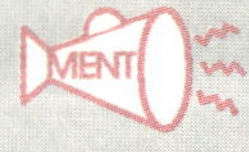

여자의 성적인 상상력은, 시각이 아니라 청각에 의해
북돋아진다.

여자는 유방을 비비거나 쓰다듬으면 성적으로 흥분하여 단단해진다. 이것은 남성의 「음경」과 같은 현상이라고 할 수 있다. 다만 남성의 그것이 호수에 물이 들어오는 것과 같다면, 여자의 유방은 넓적한 스펀지가 물을 먹은 것과 같은 것으로 연상을 하면 된다. 또 유두 옆에 아주 작은 돌기 같은 것이 보이는 데, 이것도 평소엔 작아서 잘 보이지 않다가 흥분하게 되면 점점 커진다. 성 경험이 풍부한 여자는 유방을 살짝 비비기만 해도 성행위를 하고 싶은 욕구를 느끼게 된다. 그런데 이보다 더 신비한 것은 누구나 성적으로 흥분하면 유방이 평상시 보다 25% 가량 커진다는 사실이다.

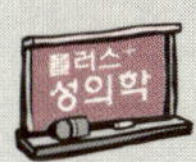

남녀를 흥분하게 만드는것

<여자를 흥분시키는 것>
① 로맨스
② 장기적인 약속(결혼)
③ 의사소통
④ 친밀함
⑤ 비(非)성적인 애무

<남자를 흥분시키는 것>
① 포르노 영화, 도색잡지
② 여성의 알몸
③ 성적 분위기
④ 란제리
⑤ 그녀의 동침 허락

여자가 시각적 자극을 원하는 남자를 비난하는 것은, 남자가 수다스럽고 디너파티를 좋아하는 여자를 비난하는 것과 같다. 따라서 남녀간에 중용을 취하는 것이 중요하다.

에이즈 예방

죄수 세 사람이 사형선고를 받았다. 그런데 이 교도소의
사형수들은, 교수형과 에이즈 바이러스 주사를 맞는 것 가운데
하나를 선택하여 죽을 권리가 주어졌다.
첫 번째 죄수와 두 번째 죄수는 고민 끝에 교수형을 택했고, 그들이
원하는 대로 교수형이 집행되었다. 세 번째 죄수는 선뜻 에이즈
바이러스 주사를 택했다.
그런데 그는 주사를 맞고 난 다음에도 굳은 표정 없이 싱글벙글 했다.
이를 이상하게 생각한 판사가 그에게 물었다.
"자넨 뭐가 좋아서 그렇게 싱글벙글 웃고 있나?"
그 죄수가 대답했다.
"전 지금 콘돔을 착용하고 있거든요!"

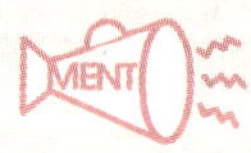

성인들이 선호하는 유머는, 야하고 짜릿한 유머지만,
정제과정을 거친 것이어야 한다.

다음은 AIDS와 상관없는 일들이다.

① AIDS 환자를 물은 모기에게 물린다.

② AIDS 환자와 같이 악수를 한다.

③ AIDS 환자의 집을 방문을 한다.

④ AIDS 환자와 같은 변기를 사용한다.

⑤ AIDS 환자와 같이 엘리베이터를 탄다.

⑥ AIDS 환자가 내 앞에서 재채기를 한다.

⑦ AIDS 환자인 주방장이 만든 음식을 먹는다.

⑧ AIDS 환자와 같이 뺨을 비비거나 키스를 한다.

⑨ AIDS 환자와 같이 수영을 하거나 목욕을 한다.

⑩ AIDS 환자와 같이 음식을 먹거나 음료수를 마신다.

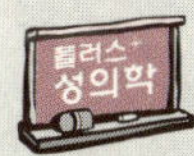

에이즈로부터의 확실한 예방

일부 제한된 사람들 말고는, 성인이라면 일생동안 어느 누구도 성생활을 하지 않을 수 없다. 그 순간 절대로 잊지 말자. 사랑하는 오직 두 사람만의 성관계에서는, 에이즈라는 끔찍한 병은 절대로 걸리지 않는다는 것을……. 어쩌면 에이즈라는 병이 있어서, 우리 인간의 타락을 막아주고 예방하는 것이 아닐까? 단 하나의 내 사랑만이 에이즈로부터 나를 지켜 줄 수 있다!

남기남? 이야기

어떤 남자와 여자가 있었다. 남자가 여자에게 질문을 했다.

남자 : 혹시, 남기남? 이야기 알아요?

여자 : 아뇨. 그게 뭔데요?

남자 : 그냥은 안 되고 술 한 잔 사면 알려 드릴게요.

  − 여자는 호기심에 함께 술을 마셨다.

여자 : (점점 취기가 오르며) 이제 가르쳐 주세요.

남자 : (딴전을 피우며) 나랑 모텔에 가야 알려드릴 수 있습니다.

  − 여자는 알고 싶은 마음에 무작정 남자를 따라 모텔에 갔다.

여자 : 자, 이제 알려 주세요.

남자 : 옷을 벗으면 가르쳐 드리겠습니다.

  − 이러저러해서 여자가 옷을 벗자, 남자도 옷을 벗었다.

남자의 벗은 모습을 처음 본 여자는, 그 남자의 성기 사이즈에 깜짝 놀라 물었다.

여자 : 어머! 그 큰 것이 여자 몸속에 다 들어가요?

남자 : 그럼! 이걸 '남기남?'

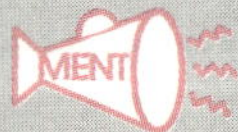

여자는 어떤 남자에게 호의를 가지고 있어도,
그것을 직접 표현하기를 싫어한다.

? 잘 웃는 사람이 「발기력」이 좋다?

나이가 들면 「발기」가 잘 안돼 고민하는 사람이 많다. 그것은 복근 주변에 있는 혈액이 「음경」에 집중하는 작용이 둔해지기 때문이다. 따라서 가능한 한 복근 주변을 단련시켜 주면 젊은이 못지않은 「발기력」을 과시할 수 있다. 복근 운동이라고 해서 윗몸 일으키기, 누워서 다리 들어올리기…… 등 격렬한 운동만을 얘기하는 것이 아니다. 누구나 부담없는 호탕한 웃음도 복근을 단련시켜 준다. 호탕하게 웃으면 순식간에 복근 운동이 일어나고, 배가 아플 정도가 되면 복근이 매우 많이 강화된 것이다. 그렇기 때문에 잘 웃는 사람은 「발기력」이 좋은 사람이다. 또 한 참 웃고 나면 횡격막의 운동으로 속도 후련해지고, 혈액순환이 쌩쌩 되고, 가벼운 체기 정도는 바로 내려간다.

웃자! 웃자!! 웃자!!!

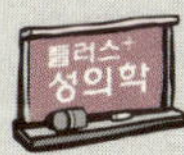

남자의 나이는 불로 설명된다?

① 10대 : 성냥불. 왜? 슬쩍 긁기만 해도 활활 타오른다.

② 20대 : 장작불. 왜? 겉으로 보기에도 강한 화력에다 근처에만 가도 뜨겁다.

③ 30대 : 연탄불. 왜? 겉으로 보면 그저 그래도 은은한 화력을 자랑한다.

④ 40대 : 화롯불. 왜? 겉으로 보기에는 죽은 것 같지만 자세히 뒤져보면 아직 살아 있다.

⑤ 50대 : 담뱃불. 왜? 힘껏 빨아야 불이 붙는다.

⑥ 60대 : 번개탄. 왜? 아래서 도와주면 잠깐 동안 탄다.

⑦ 70대 : 반딧불. 왜? 불도 아닌 것이 불인 척한다.

⑧ 80대 : 성화불. 왜? 4년 만에 한번씩 붙는다.

사랑의 유람선

한 여자가 사랑의 유람선을 탔다.

그리고 매일 일기를 써 내려갔다.

월요일 : 관광 유람선을 탔다.

화요일 : 갑판에서 선장을 만났다.

수요일 : 선장과 저녁 식사를 같이 했다.

목요일 : 선장이 잠자리를 요구했으나 거절했다.

금요일 : 선장이 자기의 요구에 응하지 않으면 1,000명이

탄 배를 침몰시키겠다고 했다.

토요일 : 배에 탄 1,000명의 승객을 모두 구했다.

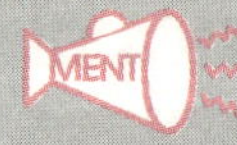
고지식해 보이는 여자일수록, 남자의 가식적인 낭만에
깊이 빠지기 쉽다.

우리가 가끔씩 접해보는 포르노 영화나 도색잡지들은 거의 과장되어 있다. 아니 실제로 전부 과대 포장되어 있다. 그러므로 평범한 우리 모두는 절대 기죽을 필요도 없고, 그로 인한 콤플렉스를 가질 필요는 더더욱 없다는 것이다. 더구나 쇼는 그런 '과대포장'이 없으면 안 팔리기 때문이다. '쇼'적인 감동, 포르노적인 성기의 사이즈, 환상적인 신음, 또 여성의 방출, 눈빛, 그리고 격한 오르가슴이나 땀……. 이 모두 환상일 뿐인 것이다. 다시 말하면 '변강쇠'와 '옹녀'는 가상현실이다. 그것도 아주 큰 「음경」의 '상상적 동물'인 것이다. 꿈을 빨리 깰수록 현실에 강해진다.

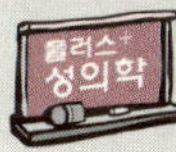

여자의 나이는 과일로 설명된다.

① 10대 : 호두. 왜? 까기도 어렵고 까 보았자 먹기도 어렵고 먹을 것도 별로 없다.

② 20대 : 밤. 왜? 까기는 어렵지만 까고 나면 그냥 먹어도, 구워 먹어도, 삶아 먹어도 맛있다.

③ 30대 : 수박. 왜? 칼을 대기만 해도 쫙 벌어지고, 물도 많다.

④ 40대 : 석류. 왜? 때가 되면 알아서 벌어진다.

⑤ 50대 : 토마토. 왜? 과일도 아닌 것이 과일인척 한다.

⑥ 60대 : 곶감. 왜? 심심하면 하나씩 꺼내먹기는 하지만, 물기도 없고 가죽만 질기다.

⑦ 70대 : 모과. 왜? 먹지도 못하는데 냄새만 피운다.

표류기

한 남자가 표류하다 외딴 섬에 도착했다. 그런데 그 섬엔
모두 여자만 살고 있었다.
모든 여자들이 남자에 대한 그리움과 호기심에,
그 남자가 누구인가 알고 싶어 했다. 그런데 그 남자의 이름은,
남자의 성기에 문신으로 쓰여 있었다. 여자들은 강제로 그 남자를
움막 안에 눕혀 놓고 한 명씩 들어가 이름을 알아오기로 했다.
한 못생긴 여자가 들어갔다 나오더니,
그 남자의 이름은 '레오!' 라고 했다.
다음 여자가 들어갔다 나오더니 역시 '레오!' 라고 했다.

……

…..

…

열 번째, 이번엔 아주 섹시한 여자가 들어갔다 나오더니
자랑스럽게 말했다.
"너희들은 제대로 보지 못했어! 그 남자의 이름은 '레오' 가
아니라 '레오나르도 디카프리오.' 야!"

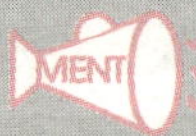

남자가 많은 곳에서 여자는 공주가 되지만, 여자가 많은
곳에서 남자는 파김치가 된다.

「사정」후 「정액」은 어떻게 처리해야 하나? 사실 이 부분에서 많은 부부들이 사랑스럽기 그지없는 형태를 취하기도 한다. 어떤 이는 '그대로' 잠들기를 원하고, 어떤 부부는 조금씩 움직이며, 어떤 연인은 서로에게 묻혀주고, 어떤 부부는 단 1분이라도 '꼼짝 않고' 있기 원한다. 폭풍 같은 격정이 쓸고 간, 따사로운 햇볕이 내리쬐는 들판 그 자체다. 꼭 씻어내야 내 몸에 좋은 걸까? 이대로 아침을 맞이하는 게 좋은 걸까? 대답은 그대로 아침을 맞아도 된다. 다만 요가 젖어도 괜찮거나, 침대 시트를 갈 때가 됐다면 말이다. 왜냐하면 「사정」후 대개의 「정액」은 몸 밖으로 나오기 때문이다. 점차 「질」밖으로 자연스레 흘러내리기에 괜찮다는 얘기다. 건강한 성기일수록 그 밀려나오는 힘이 거세다. 그러므로 건강한 우리들은 반드시 씻어낼 필요는 없고, 다만 걱정이 된다면 평소 '뒷물' 하듯이 샤워를 하면 더욱 편안한 잠을 이루게 될 것이다.

카운슬링 Q&A

Q : 27세의 여성인데, 약혼까지 한 남자가 결혼식 날까지 콜라병 같은 몸매를 만들어 놓지 않으면 파혼하겠다고 성화예요. 다이어트란 다이어트는 다 해봤는데 좀처럼 살은 빠지지 않아요. 어떻게 해야죠?

A : 남편 될 사람에게 1.5리터짜리 콜라병을 보여주세요.

JOKE

백설공주와 일곱 난쟁이

어느 날, 백설 공주가 목욕을 하고 있었다.
일곱 난쟁이는, 일터에서 돌아와 창문을 통해
이 광경을 보게 되었다. 그런데 창문이 너무 작아서 한 사람 밖에
볼 수 없었다. 그래서 궁리 끝에, 첫째 난쟁이가 맨 앞에 서고
다른 난쟁이들은 그 뒤로 한 줄로 쪼르르 서서,
첫째 난쟁이의 말을 계속해서 끝까지 전달하기로 했다.
백설공주가 팔을 씻기 시작하자, 첫째 난쟁이가 "팔을 씻는다!" 라
고 말하자, 둘째 난쟁이가 셋째 난쟁이에게 '팔을 씻는다!' 라고 전
달했고, 연이어 '팔 – 팔 – 팔……' 해서 모두 알게 되었다.
그 다음 백설 공주가 허리를 씻자 같은 방법으로 '허리 – 허리 – 허
리 – 허리……' 해서 모두 알게 되었다.
이번엔 백설공주가 일어섰다. 첫째 난쟁이가 말했다.
"섰다!" 그러자 다른 난쟁이들도 '나도 – 나도 – 나도……'
이를 가리켜 후세 사람들은
세븐 업(Seven-up)이라고 한다.

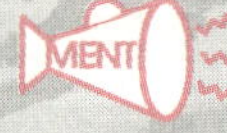

남자에게 여자는 필수이고, 여자에게 남자는 선택사항이다.

? 평생 「발기」가 안 되는 남자도 있다?

200명중 1명, 0.5%가 삽입이 안 될 정도로 「발기」가 안 된다.
그러나 「발기유발제」로 70~80%는 치료할 수 있고, 나머지
20~30%는 「음경보형물 삽입수술」로 「발기」효과를 낼 수 있다.
희망적인 것은 「발기유발제」를 쓰다보면 점점 좋아지는데, 이것은
「발기유발제」로 인해 막힌 관이 조금씩 뚫리기 때문이다.
또 담배를 하루 1갑씩 30년을 피우면 「발기력」은 70% 이상 감소한
다. 금연하지 않는 이상 계속 나빠지고, 2갑씩 15년을 피워도 역시
「발기력」은 70% 이상 감소한다. 또한 주량에 따라 다소 차이는 있
지만, 하루 소주 1병 이상, 1주일에 3일 연속 마시면 「발기유발제」
를 써도 소용없을 정도가 된다.

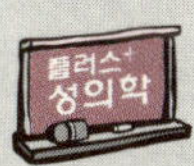

왜 남자는 3분간의 절정인가?

첫 시작에서 「오르가슴」에 이르기까지의 시간은 건강한 남자는 평균 약
2.5분, 건강한 여자는 평균은 약 13분이다. 대부분 포유류에 있어서 교접
은 재빨리 해치워야 하는데, 오랜 시간 교접을 하면 약탈자의 공격에 노
출될 우려가 있기 때문이다. 재빠른 교접은 종의 보존을 위한 자연의 섭
리인 것이다.

과일

외딴집, 어느 산골에 시어머니와 며느리가 살고 있었다.
그런데 방이 하나밖에 없어 한 방에서 지냈다.
밤 늦게, 나그네가 찾아와 하룻밤을 묵을 것을 청했다.
시어머니는 하는 수없이 허락은 했지만, 걱정이 되어
"나그네가 네 입술에 범하려하면 '사과!', 가슴을 범하려하면
'복숭아!', 허리 밑을 범하려 하면 '오이!' 하고 소리쳐라"하고
며느리에게 당부했다. 밤중에 시어머니가 잠이 막 들었는데,
며느리가 갑자기 화들짝 놀라 소리쳤다.
"어머니! 샐러드예요, 샐러드!"

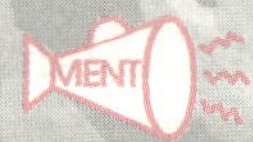 대화 속에 '어머니' 가 빈번하게 등장하는 여자나 남자는,
유아성이 강하며 상대에게 부담을 준다.

「폐경기」가 오면 성생활에 대한 관심이 없어진다?

여성은 50세 전후에 「폐경기」가 오게 되어 (다이어트를 너무 심하게 하면 30대에도 온다) 호르몬의 불규칙한 분비로 인해 급격한 신체의 이상을 경험하게 된다. 그러나 「폐경기」란 매달 있는 배란이 더 이상 일어나지 않는다는 것일 뿐이지 성적으로 퇴화하거나 성생활을 즐길 수 없다는 것이 아니다. 연구에 의하면 「폐경기」에 이른 여성의 「여성호르몬」은 감소되는데 비해 성욕과 관련 있는 「남성호르몬」은 변화가 없다고 한다. 오히려 임신에 대한 불안에서 심리적으로 자유롭고 성욕을 주관하는 「남성호르몬」이 증가하기 때문에 오히려 성생활에 더 관심을 갖고 성욕이 증가한다. 그렇기 때문에 「폐경」은 여성으로서의 끝이 아니라 새로운 성을 찾는 시기이다. 남녀 모두 성기능을 안 쓰면 퇴화된다. 죽을 때까지 쓰면 죽을 때까지 한다. 따라서 본인이 성생활에 흥미를 갖는다면 언제나 성생활이 가능하다.

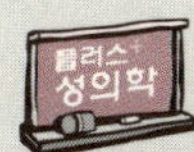

「폐경」후 얼마나 더 사나?

「폐경」이란 난소의 노화로, 50세 전후에 난소의 기능이 영구히 정지되는 것을 말한다. 이에 비해 「갱년기」는 여성에게 있어서 난소기능이 쇠퇴하여, 생식능력을 가진 시기에서 「비생식기」로 전환하는 「폐경」전후에 일어나는 수년간의 과도기를 일컫는다. 따라서 「폐경」은 이 「갱년기」중에 일어난다.
한국여성에 있어서 「폐경」발생 연령은 개인의 차이는 있지만 평균적으로 48세로, 「폐경」후 약 30년 간(평균수명을 78세로 볼 때)은 더 살고 있다. 결국 여성들은 전 생애의 1/3에서 1/2가량을 「폐경」상태로 살고 있는 셈이다.

응큼

명절을 맞아 두 남녀가 고스톱을 치는데 5점엔 손목을 때리고,

10점엔 키스를 하고, 20점이 나면 거시기를 하기로 했다.

여자가 눈치껏 패를 주면서 남자에게 점수를 주던 차에, 남자가

겨우 10점으로 끝나게 되었다. 그래서 남자는 아쉽지만 키스로

만족하기로 하고, 여자 허리를 끌어안자

여자가 남자의 목을 당기면서 못 참겠다는 듯이 말했다.

"어머~! 자기, 아까 흔들었잖아!"

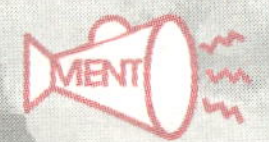

여자가 평소보다 적극적으로 이야기를 걸어온다면,
당신이 남자로서 인식되고 있다는 것이다.

침대에 있을 때, 은은한 분위기를 만들어라. 상대의 얼굴이 안 보일 정도로 어두우면 오히려 불안감만 생긴다. 특히 성관계시 너무 어둡거나 밝은 곳보다는 간접조명 정도의 부드러운 어둠이 최고다. 간접조명의 은은함 속에서 드러나는 알몸은 최고로 자극적인 것이다. 조명은 조도 뿐 아니라 그 비치는 위치에서 유의할 필요가 있다. 조명이 두 사람의 바로 위에 있는 것도 좋지 않은데 이것은 심리적으로 긴장감이 강해지고 불안을 느끼게 하는 작용이 있기 때문이다. 또 「오르가슴」에 도달하는 순간 대부분의 여성은 눈을 감아 버리는데, 이것은 인간을 가장 강하게 지배하고 있는 시각정보를 차단하여 내부에서 솟구쳐 올라오는 감정을 보다 강하게 느낄 수 있기 때문이다. 절정의 순간에 눈을 감는 것은 여성뿐만 아니라 남성도 마찬가지다.

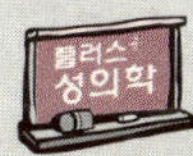

책과 여자 친구의 공통점 8가지

① 잠자리에서 가끔 펼쳐본다.

② 수준에 맞춰야 부담이 없다.

③ 아무리 노력해도 이해가 안 되는 부분이 많다.

④ 푹 빠지면 무아지경에 이른다.

⑤ 남에게 빌려주지 않는 게 좋다.

⑥ 세월이 흐르면 색이 바랜다.

⑦ 표지(얼굴)가 안 좋으면 포장지(화장)를 씌우는 것이 낫다.

⑧ 표지(얼굴)가 선택을 좌우하지만 정작 중요한 것은 내용이다.

JOKE

웬 콩?

신혼부부가 신혼여행을 갔다.
신부가 샤워를 하러 들어가며 신랑에게 당부했다.
"제발 제 지갑은 열어보지 마세요!"
신랑은 걱정하지 말라고 했지만, 신부가 욕실에 들어가자
호기심에 지갑을 열어 보았다.
지갑을 열어보니 돈 10 만원과 콩 3 알이 들어 있었다. 그 때
마침 신부가 샴푸를 가지러 나왔다가 지갑을 열어본 신랑과 마주쳤다.

신랑 : 지갑에 웬 콩이 들어 있소?

신부 : (체념한 듯) 사실대로 말씀드리자면…….
　　　콩은 제가 다른 남자와 성관계를 맺을 때마다 한 알씩
　　　모은 겁니다.

신랑 : (한숨을 쉬며) 괜찮아요. 그 정도는 나도 이해할 수
　　　있어요. 그런데 10 만원은 뭐요?

신부 : 콩 판 돈!

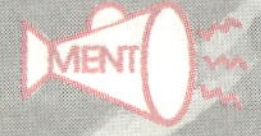

사랑의 기쁨은 순간이고, 사랑의 고통은 평생 간다.

? 당뇨병은 「발기부전」의 원인이 된다?

이미 말했듯이, 혈액이 「음경」에 대량으로 흘러 들어간 후, 다시 나오는 혈액의 양이 적으면 「음경」은 커지고 딱딱하게 되는 데 이것이 「발기」이다. 이것이 잘 되지 않는 현상을 「발기부전」이라고 하는데, 과거의 「발기부전」은 대부분 심리적인 문제가 있거나 나이가 들어서 생기는 어쩔 수 없는 현상으로 이해되어왔다. 그러나 노화가 하나의 원인인 것은 사실이나 「발기부전」은 나이가 든다고 해서 필연적으로 나타나는 증상은 아니다. 현재 대부분의 「발기부전」은 신체적, 정신적 원인이라는 사실이 밝혀졌는데 특히 당뇨병과 「발기부전」은 상당히 밀접한 관계가 있다. 당뇨병 남자의 30~60%가 「발기부전」을 호소하고 있다. 당뇨병이라고 생각되는 남성의 약 반은 정도의 차이는 있으나 「발기부전」의 증세를 보인다는 것이다. 「발기부전」은 남성이라면 흔히 있는 일로서, 남성으로서의 자신감에 관한 문제로 생활 전반에 걸쳐 영향을 미칠 수 있다. 따라서 당뇨병의 증상을 보이는 남성과 그 파트너는 「발기부전」에 대해 정확히 이해하는 것이 중요하고, 또한 담당의사와 상의하여 적당한 치료를 받는 것이 좋겠다. 「발기부전」이라고 해서 혼자서 고민힐 필요는 없다. 또한 발기부전의 치료에는 상대여성의 격려와 협조가 큰 도움이 된다.

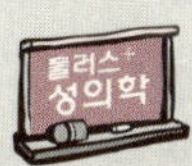

부부싸움 5조약(계명)

① 칼로 물 베는 연습을 먼저 할 것.

② 깨지지 않는 것을 치고, 부서지지 않는 것을 던질 것.

③ 자녀들을 심판으로 기용할 것.

④ 베개를 들고 다른 방으로 가지 말 것.

⑤ 연장전을 하지 말 것.

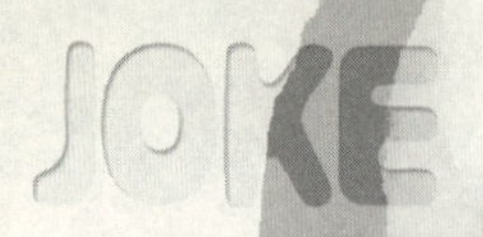

사이즈

어떤 고개 숙인 남자가 아내의 생일 날, 큰맘 먹고 선물로 장갑을 사주기 위해 상점엘 갔다.

그런데 막상 장갑을 사려니 크기를 알 수가 없었다. 그러자 상점 여직원이 친절하게 물었다.

"손님! 사이즈를 잘 모르시나보죠? 그럼 저의 손을 만져보고 고르세요."

남자는 여직원의 손을 한동안 만지작거리고 나서 장갑을 하나 골랐다. 물건을 사 가지고 나가던 남자는 잠시 주춤거리더니 다시 상점으로 돌아왔다.

"뭐가 잘못됐나요?" 여점원이 묻자, 이 남자는 수줍게 말했다.

"저……. 기왕 사는 김에 브래지어랑 팬티도 하나 살까 하는데요."

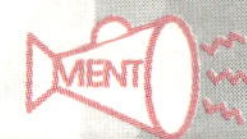 사랑을 고치는 묘약은 더욱더 사랑하는 것뿐이다.

? 성관계로 인한 체력소모는 남자가 더 많다?

절정의 순간을 지나 침대에 함께 누워 있는 남과 여. 남성과 여성 가운데 성관계로 인한 체력소모는 어느 쪽이 더 많을까? 여러 「체위」중 「정상위」인 경우 여성은 위만 바라보지만 남성은 팔과 자신의 무게를 지탱하면서 상하 운동을 해야 한다. 여성도 운동을 하긴 하지만 그리 대단한 것은 아니라고 해서 당연히 남성의 체력 소모도가 높을 것이라고 생각하기 쉽다. 하지만 남자는 드러나는 동적인 왕성한 활동을 하는 것으로 칼로리 소비를 하지만 의외로 성관계로 소비하는 칼로리는 여성이 많은 것으로 나타난다. 여성의 몸은 성관계에 알맞은 구조를 갖춰 체력 소비가 되는 동시에 체내에서 에너지를 공급받기 때문에 덜 지치는 것뿐이고, 남성은 공급을 받지 못하기 때문에 더 지쳐 보이는 것이다. 참고로 남성의 성관계에 소비되는 칼로리는 조깅 약 5㎞ 정도를 완주하는 것과 비슷하다. 그렇다면 여자는 얼마나 될까? 그것은 「오르가슴」에 도달한 정도에 따라서도 다르다.

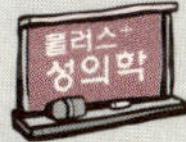

콘돔과 브래지어의 차이점 5가지

① 콘돔은 하체에 사용하지만, 브래지어는 상체에 사용한다.

② 콘돔은 투명하지만, 브래지어는 불투명하다.

③ 콘돔은 재활용이 안 되지만, 브래지어는 재활용이 된다.

④ 콘돔은 결정적인 순간에 사용되지만, 브래지어는 찬밥신세다.

⑤ 콘돔은 찢어지거나 구멍이 났을 경우 무용지물이지만, 브래지어는 얼마간 더 쓴다.

할아버지의 고추이야기

복잡한 지하철에서 한 시골 할아버지가 고추를 한 보따리 지고 들어왔다.

발 디딜 틈이 없는 곳을 비집고 들어간 할아버지는, 어느 아리따운 아가씨 앞에 서게 되었다. 아가씨는 자리를 양보할 기색이 없었고, 점점 힘들어진 할아버지는 아가씨에게 힘겨운 듯이 말했다.

"이봐 처녀! 어~여, 다리 좀 벌려봐, 고추 좀 집어넣게!"

순간 아가씨는 어쩔 줄을 몰라 두리번거리다 마지못해 고추 보따리를 다리 사이에 놓았다. 그런데 이 고추 보따리가 쓰러지는 것이 아닌가. 할아버지 왈, "어이 처녀, 고추 좀 세워 봐!"

아가씨는 잠시 놀라 뒤늦게 알아채고는 고추 보따리를 일으켜 세웠다. 그런데 고추 1개가 빠져 놔왔다. 그러자 할아버지가 큰소리로 하는 말, "뭐야…… 빠졌잖아, 얼른 집어넣지 못해~!"

그러자 옆에 앉은 할머니가 하는 말, "아이고! 그 할아버지 고추 참 탐스럽네! 원……. 나는 언제 저런 고추를 구하나?"

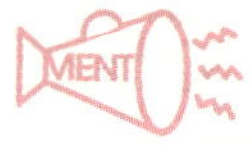

고추를 먹을 때 남자는 되도록 짧고 가는 것을 먹으면서 우월감을 느끼고, 여자는 되도록 굵고 긴 것을 먹으면서 남편을 원망한다.

? 오줌발이 세면 「발기력」이 좋다?

「배뇨사정」은 「자율신경계」의 통제를 받기 때문에 오줌발과 발기력은 서로 비례한다. 그러나 오줌발이 약하다고해서 정력이 반드시 약한 것은 아니다. 「전립선」질환이나 방광에 이상이 있을 때에도 오줌발이 약할 수 있다.

「발기력」에 도움이 되는 자세로는, 소변을 볼 때 발뒤꿈치를 들고 보면 도움이 된다. 또 마지막 마무리를 힘차게, 여러 번 나누어 괄약근을 조여 주면 좋다. 여자도 마찬가지로 여러 번 나누어서 소변을 보거나 괄약근을 힘차게 조여 주면 「질수축력」과 「요실금」에 도움이 된다.

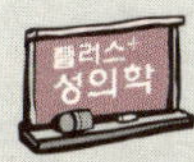

고추 품위서

① 금상첨화 : 크고 매운 것

② 유명무실 : 크고 안 매운 것

③ 천만다행 : 작고 매운 것

④ 설상가상 : 작고 안 매운 것

킬러

어떤 사내가, 자기 아내가 딴 남자와 바람을 피운다는 사실을
알고는 전문 킬러를 고용했다.

고용 조건은 아내가 바람을 피우는 호텔 맞은편 건물에서 총을
쏴 두 사람을 죽여 달라고 것이었다. 그리고 사내는 킬러에게
부탁하기를 아내가 지금까지 자기에게 거짓말을 했으니 아내는
입을 쏘고, 아내와 바람을 피운 남자 놈은 거시기를 쏘아 달라며
총알 2 발을 건네주었다.

그러자 킬러는 걱정하지 말라며 고성능 망원렌즈가 달린 총을
호텔 쪽을 향해 겨누었다.

그런데 갑자기 킬러가 사내를 보며 말했다.

"선생님. 지금 같은 상황이면 단 한방에 둘을 한꺼번에
보낼 수 있는데, 지금 한방에 보낼까요? 아니면, 기다렸다가
따로따로 보낼까요?"

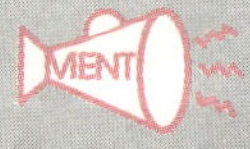
세 가지 충실한 벗이 있는데, 그것은 조강지처, 함께 늙은 개,
그러고 현금이다.

이 책의 정보는 최신 성의학 정보에 의해 수정 될 수 있습니다.

여성에게 「플라토닉러브」는 있을 수 없다?

여성은 성행위를 허락한 남성에게 반드시 애정을 느낀다.

강간당한 여성이, 그 후로 그 남자와 계속하여 관계를 유지한다는 이야기는 현실적으로 가능하다. 개중에는 처녀성을 빼앗겼을 뿐 아니라 실컷 농락당하고 마침내 타락해 버리는 여성조차 있다. 남성으로서는 거의 믿을 수 없는 일이지만 그만큼 여성에게 있어서 성관계란 중요한 것이다.

성관계는 남성의 경우 단순한 성기의 결합에 불과할 수 있지만, 여성은 남성의 그것을 받아들이게 되면 그 남성에게서 애정을 느끼게 되는 것이다. 이는 여성 성기의 형태에서 오는 본능적인 현상으로 몸 안에 남성을 받아들인다는 것은 그 남성을 자신의 일부라 인식함을 의미한다.

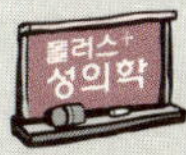

눈물과 여자들의 식욕

눈물은 웃음과 마찬가지로 육체적, 정신적 긴장감을 풀어준다. 또 뇌와 근육에 산소공급을 증가시키며 혈압을 일시적으로 낮추는 역할을 하는데, 이는 안도감과 함께 공격적 본능과 적대감을 완화시켜 준다. 남자가 여자보다 평균수명이 짧은 것은 남자들은 여자처럼 소리 내어 울지 못하기 때문이다.

일단 소리 내어 울게 되면 위의 운동이 활발해 지고, 위액이 많이 나와 식욕이 왕성해 지게 된다. 여자들이 흔히 눈이 빨개지도록 울고 난 뒤에 음식을 많이 먹는 것도 이 같은 이유 때문이다.

젖소와 누나

어느 날, 철이와 아빠는 젖소를 사러 우시장엘 갔다.
그런데 어떤 아저씨가 젖소의 엉덩이와 젖을 만져보는
것이었다.

철이 : 아빠! 왜 저 아저씨는 소의 젖과 엉덩이를 만져요?
아빠 : 그건 좋은 소를 사려고 그러는 거란다.
   – 다음 날 철이가 자지러지게 말했다.
철이 : 아빠! 큰일 났어!
아빠 : 아니, 왜 그러니?
철이 : 옆집 형이 누나를 사가려고 해!

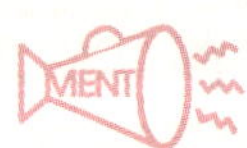 부부간의 스킨십을 자주 대하는 아이들일 수록 이성에 관해
긍정적 사고를 한다.

? 생리중의 성관계는 될 수 있는 한 피하는 것이 좋다?

상식적으로 생리중의 성관계는 피해야 한다. 의학적으로 자궁내막이 깎여 나가기 때문에 출혈이 되고 감염을 일으키기 쉽고 특히 생리통이 있든가 과다생리출혈 경향이 있을 때는 더욱 그렇다. 그리고 「오르가슴」으로 인한 자궁수축은 복통과 출혈로 인한 생리 혈압을 더하게 한다. 그러나 생리 중에 남편 쪽의 성적욕구가 강할 때에는 「오랄섹스」도 한 해결방법 이지만, 출혈이 적고 복통이 없다면 조심해서 하면 큰 무리는 없다. 대부분의 여성은 생리 시작하기 전 3일에서 일주일과 생리가 끝난 3일후에서 일주일사이에 가장 성적욕구가 크지만 오히려 생리 중에 성적욕구가 심해지는 여성도 있다. 생리 기간 중에 성관계를 갖게 될 시 손가락을 「질」내에 넣거나, 격심한 「피스톤 운동」은 피하는 것이 좋다.

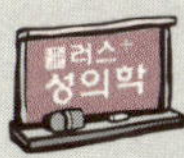

컴퓨터 통신과 섹스의 공통점 10가지

① 무료와 유료가 있다.

② 자칫 잘못하면 바이러스에 감염된다.

③ 다른 사람의 것을 몰래 사용하는 나쁜 사람들도 있다.

④ 요즘 들어 조기교육의 중요성이 부각되고 있다.

⑤ 얼마 전부터 불법에 대한 단속이 심해졌다.

⑥ 실수를 하면 수정이 가능하다.

⑦ 평상시에는 크기를 줄여 놓았다가 실행할 때는 다시 늘린다.

⑧ 개개인이 소지하고 있는 것에 따라 속도와 시간이 차이 난다.

⑨ 이 시간에도 세계 어느 곳에서 누군가 분명히 하고 있다.

⑩ 개나 소나 다 한다고 난리다.

언젠가는

세 식구가 단출하게 단칸방에서 세 들어 살고 있었다.

정말 행복하게 생활할 수 있었으나 문제는 외아들인 거시기가

잠든 후에만 부부관계를 할 수 있다는 것이었다.

그 날도 아버지는 거시기가 잠든 것을 확인하고자 전과 같이

라이터 불을 켜서 거시기의 감긴 눈에 비추다가 그만 실수로

거시기의 눈썹을 태우고 말았다.

이때 잠든 줄 알았던 거시기가 눈썹을 비비며 하는 말,

"에이~ 씨! 내가 언젠가는 이럴 줄 알았다니까!"

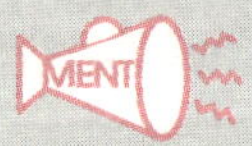

남자아이가 "엄마 팬티 갈아입게 나가 주세요!"라고 할 때
부터 성교육이 필요한 시기이다.

따뜻한 색은 「오르가슴」을 돕는다?

따뜻한 색이 「오르가슴」을 높인다.

침실에서 「오르가슴」을 높이는 비결로 실내의 색조를 빼놓으면 안 된다. 따뜻한 색은 안정감을 주는데, 그 중에서도 특히 여성을 안정시키는 효과가 있는 색은 주황색과 노랑색등 중간색 계통의 따뜻한 색이다. 이 종류의 색은 긴장을 완화시키는 효과가 있어 분위기 조성을 위해서는 가장 적합한 색이다. 적색이나, 백색 등은 너무 강해 긴장을 고조시키고, 청색은 차가운 느낌을 주기 때문에 사용하지 않는 것이다 좋다.

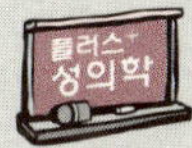

성관계를 위한 최적 온도는 20~23℃

성감을 높이려면 피부감각을 민감하게 해주는 것이 지름길. 피부감각은 15~25℃의 기온에서 가장 예민하게 작용한다. 또 「오르가슴」에 달하기 가장 쉬운 온도는 20~23℃ 라고 한다.

샘통

어느 젊고 예쁜 아가씨가 건강진단을 받기 위해 병원엘 찾아갔다.
잘생긴 총각의사는 진찰을 하면서, 그녀의 벗은 몸매가 생전 처음
보는 아름다운 몸매라 감탄했다. 잠시 후, 의사는 너무 황홀하여
건성으로 진찰을 하면서 가슴에 손을 대고 말했다.

의　사 : 내가 무얼 하는지 알겠어요?

아가씨 : 네. 선생님은 유방암을 검사하고 계십니다.

의　사 : (복부를 만지며) 내가 무얼 하는지 알겠어요?

아가씨 : 네. 선생님은 위암을 검사하고 계십니다.

　　　　– 이 시점에 이르자 의사는 자제심을 잃고 그만 아가씨를
　　　　겁탈하고 말았다.

의　사 : 당신은 내가 무얼 했는지 알지요?

아가씨 : 네. 선생님은 성병을 검사하셨습니다. 그리고 저는 바로
　　　　그것 때문에 왔어요.
　　　　의사 선생님! 다른 병원에서 진찰을 했더니 에이즈 양성이
　　　　라고 해서, 다시 한 번 확인하려고 왔는데, 제 증세가
　　　　어때요?

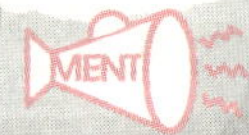

여자는 자신이 사랑하는 남자와 많은 섹스를 나누고 싶어 한다.
그러나 남자는 그냥 많은 섹스를 나누고 싶어 한다.

콘돔의 정확한 사용법

① 매번 성관계 때마다 새로운 콘돔을 사용한다.

② 포장을 뜯을 때, 콘돔이 손상되지 않도록(이빨이나 손톱 & 다른 날카로운것) 주의한다.

③ 성적인 접촉이 있기 전에, 「음경」이 「발기」된 다음에 콘돔을 착용해야 한다.

④ 「정액」이 담기도록 끝부분의 공간을 확보한다(절대로 공기가 들어가서는 안 된다).

⑤ 만약에 「윤활제」가 더 필요하면 「수성윤활제」를 발라준다.

⑥ 「사정」후 「음경」이 여전히 「발기」되어 있는 상태에서 콘돔 아래를 꼭 잡고 빼낸다.

⑦ 사용한 콘돔은 쓰레기통에 버리고, 절대로 재활용을 하면 안된다.

⑧ 만약 성관계 중에 찢어지면, 새로운 콘돔을 사용해야한다.

⑨ 콘돔은 항상 가까이 두고, 어둡고 시원한 곳에 보관하고, 유효기간을 지킨다.

⑩ 콘돔 2개를 겹쳐서 착용하지 않는다.

그리고 성병을 예방하는 길은 성관계를 하지 않는 것이지만, 만약에 성관계를 한나면 **콘돔**이 가장 효과적인 빙법이다.

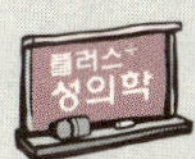

왜 남자의 욕망은 홀대를 받게 되었을까?

여자들은 남자들을 흥분시키는 것들을 보고서 지저분하고, 혐오스럽고, 조잡하고, 변태적인 것이라고 말한다. 전반적으로 여자들은 남자의 흥분 리스트에 있는 항목으로는 흥분되지 않는다. 그리고 남자들도 여자의 흥분 리스트에 있는 항목에 별다른 반응을 보이지 않는다.

사람들은 영화, 서적, 광고물 등에서 여자의 흥분은 아름다운 것으로 다루는 반면, 남자의 욕망은 포르노적인 것 혹은 조잡한 것으로 다룬다. 그러나 생물학적 견지에서 볼 때, 남녀 모두 성적 흥분을 느끼기 위해서는 이들 요소를 필요로 한다. 사람들이 남자의 욕망을 비난하기 때문에, 남자들은 '플레이보이' 잡지를 감추게 되고 또 자신의 은밀한 성적 공상을 부인하게 된다. 그래서 많은 남자들의 성적 욕구가 해소되지 못하고, 죄의식 혹은 적대감을 느끼게 된다.

부부싸움은 칼로 물 베기

어느 부부가 한바탕 싸움을 했다. 아내는 남편에게 실컷 두들겨 맞고 분한 마음을 이기지 못해 저녁도 차리지 않은 채 이불을 뒤집 어쓰고 누워 있었다.

남편은 분이 풀리자, 아내가 은근히 가엽기도 하고 성질부린 것이 미안하기도 하여 슬그머니 아내에게 다가가 가슴 위에 한 팔을 얹 자 아내는 손을 뿌리치며 말했다.

"나를 때린 이놈의 손, 뭘 잘했다고 내 몸에 올라와!"

그래도 남편은 빙그레 웃으면서 이번에는 한쪽 다리를 아내의 다리에 얹어 보았다. 그러자 아내는 그 다리를 힘껏 밀치며 말했다.

"이놈의 발, 아까는 나를 차더니 뭘 잘했다고 내 몸에 올라와!"

그러자 이번에 남편은 슬그머니 아내를 끌어안고 치마 밑으로 자신의 거시기를 들이밀었다. 그러자 아내는 두 손으로 어루만지며 말했다.

"에이~휴, 니가 무슨 죄가 있겠니?"

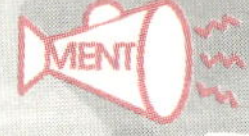

여자가 "~ 따위는 신경 쓰지 않는다." 라고 말하는 것은, 바로 그것을 중시하고 있다는 것이다.

? 여성의 성기관 중「음핵」이 가장 예민하다? ○

여성의 성기관은「질」밖에 양쪽으로 넓게 자리잡고 있는 두툼한 입술 모양의「대음순」(labia majora)과 그 안쪽에 위치한 얇고 작은 입술모양의「소음순」(labia minora), 그리고「질」입구에서 약 5cm 위에 있는「음핵」(clitoris)으로 되어있다. 비교적「대음순」은 성적 자극에 민감하지 않지만「소음순」은「음핵」과 비슷한 정도로 성적 자극에 예민하다. 혈관이 많이 분포되어 있는「음핵」은 여성에게 있어서 성적 쾌감만을 제공하는 단순한 기관이다.

그밖에「소음순」과 항문 사이를 일컫는「회음부」(perineum)와「질」(vagina)이 있는데,「회음부」는 근육과 조직으로 이루어져 있는 신경이 예민한 성감대이고,(출산 때에는 태아가 나오기 쉽게 늘어난다)「질」은 탄력성 있는 근육으로 구성된 일종의 원형 통로와 같다. 보통「질」의 길이는 약 10~13cm이고 평소 자극이 없을 때에는「질」벽이 붙어 있어 전혀 공간이 없지만, 손가락이나「음경」을 삽입할 때에는 늘어난다.

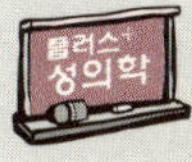

여성의 성욕을 높이는 것 5가지

① 카드, 꽃, 선물 등 낭만적인 행위

② 친밀한 의사소통

③ 관능성

④ 좋은 시간 함께 보내기

⑤ 갈등의 해소

살았어도 못살아!

배가 침몰해서 배에 타고 있던 사람들이 모두 빠져 죽었다.

경찰이 와서 죽은 사람들을 모두 땅 위에 끌어 올려놓자, 한 부

인이 와서 자기 남편임을 확인하고는 한참동안 대성통곡했다.

그렇게 한참을 울다가 남편을 자세히 보니 상어가 남편의

거시기를 다 물어뜯어 가고 없었다.

이를 본 부인은 더욱 몸부림치며 울부짖었다.

"아이고, 아이고! 살았어도 못 살아!!!"

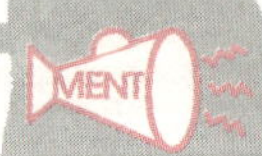
사랑은 가장 달콤한 기쁨이면서, 백가지 번뇌의 시작이다.
그래도 사람들은 백가지 번뇌를 선택한다.

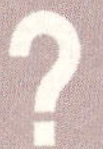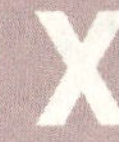

남자의 몸에서 가장 튀어나온 곳은 코와 성기다. 그래서 고대 로마 인들은 남자의 코 길이가 그의 정력을 말해준다고 생각해서 '로마 의 코' 라는 말로 정력 강한 남성을 표현하기까지 했다.

 일반인이 가장 인상적으로 기억하는 코에 관한 말은 "남자의 성기 는 코의 크기와 비례한다" 일 것이다. 그래서 우리는 코가 큰 사람은 성기도 크다고 믿어 왔다. 그러나 코와 성기의 크기는 아무런 상관 이 없다. 오히려 코가 커서 키스에 불편함을 호소하는 사람이 있기 도 하고, 키가 작은 「피그미족」은 코도 작고, 키도 작지만 의외로 거 대한 성기를 가지고 있는 일이 종종 있다.

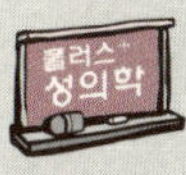

술꾼과 제비 그리고 사모님의 사고방식 4가지

① **금상첨화란?**

  술　꾼 : 해장국 먹으면서 한잔 길칠 때.

  제　비 : 코도 크고 그것도 클 때.

  사모님 : 미워할 수 없는 자.

② **천만다행이란?**

  술　꾼 : 마지막 잔이 엎질러졌는데 술잔에 술이 반정도 남았을 때.

  제　비 : 코는 작으나 그것은 클 때.

  사모님 : 외면할 수 없는 자.

③ **유명무실이란?**

  술　꾼 : 양주병 속에 소주가 담겨 있을 때.

  제　비 : 코는 크나 그것이 작을 때.

  사모님 : 신뢰할 수 없는 자.

④ **설상가상이란?**

  술　꾼 : 위장병에 위염까지 겹쳤을 때.

  제　비 : 코도 작은 것이 그것마저 작을 때.

  사모님 : 용서할 수 없는 자.

사용 후 께자리에

병원 원장이 병실 복도를 지나가는데,
맞은편에서 오는 한 간호사의 복장이
보기에 민망할 정도로 너무 야했다.
몸에 착 달라붙은 옷차림도 그랬지만
한쪽 가슴이 거의 밖으로 빠져 나오다시피 했던 것이다.

원　　장 : 이봐요, 간호사. 옷차림이 그게 뭔가?
간호사 : 죄송합니다, 원장님! 에그, 빌어먹을 인턴들……
원　　장 : 아니, 왜 애꿎은 인턴들 핑계를 대는 건가?
간호사 : 원장님도 아시다시피, 그 작자들은 일단 사용한 물건은
　　　　　제자리에 놓아두는 법이 없잖아요??!

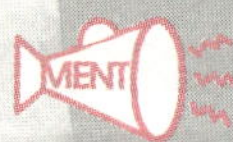

나체 상태에서도 특별히 불안감을 갖지 않고 시종일관 평온함을
유지하는 여자는, 섹스를 즐기고 있는 사람이다.

? 약물남용은 「발기부전」을 일으킨다?

약물남용은 중추신경과 말초신경, 혈관계의 상호작용에 영향을 미치기 때문에 「발기부전」을 유발한다. 대표적인 약제로 고혈압치료제, 위궤양치료제 중 일부, 정신병치료제, 우울증치료제, 진정제 등도 성욕을 감퇴시키고 「사정」을 저해할 수 있다. 다시 말하면 「발기부전」은 「심인성」과 「기질성」으로 나뉘는데, 「심인성발기부전」은, 심리적 불안으로 「아드레날린」이 생성되어 몸을 한바퀴 돌면(수초밖에 안 걸린다) 「음경」이 죽어 「발기」가 안 되는 여자하고는 계속 안 되고, 되는 여자하고는 계속 된다. 그러나 「심인성발기부전」은 아침에 「발기」가 되면 문제는 없다.

「기질성발기부전」은 질병에 의한 것으로, 고혈압, 당뇨, 콜레스테롤, 중성지방, 술, 담배 등이 원인이고, 이것은 주로 성인병이 원인인데, 최근의 조사에는 「발기부전」환자의 절반가량이 「기질성발기부전」으로 드러나고 있다.

발기의 3가지 유형은 ①야한 장면을 보거나, 성에 관한 이야기를 할 때 일어나는 심인성발기. ②잠자는 동안 생식기의 긴장과 소변이 방광에 꽉 차서 피가 몰려 일어나는 야간 수면 중의 발기. ③이불이나 옷자락에 스치거나, 버스나 전철에서 슬쩍 건드려져 일어나는 반사성발기가 있다.

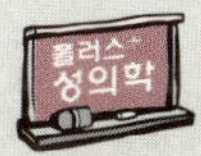

성관계의 횟수

1997 ~ 1998년에 호주에서 조사한 자료이다. 물론 무작위의 익명이다.

나이	성관계빈도
① 20대	연 144회
② 30대	연 112회
③ 40대	연 78회
④ 50대	연 63회
⑤ 60대	연 61회

이 수치는 평균적인 수치일 뿐이다. 65세 노인이라도 주 6회의 빈도를 보일 수 있고, 20대의 청년이라도 성관계를 아예 하지 않을 수도 있다.

조루증

한 TV 방송국의 스포츠 프로그램에서 기혼 여성을
대상으로 설문조사를 했다.
설문내용은 - "운동선수 중, 결혼상대로 가장 적합하지 않은 선수는
어떤 종목의 선수일까?" 이었다. 그랬더니 뜻밖에도, 지금 한참
인기가 올라가고 있는 농구 선수가 1위를 차지했다.
의아한 리포터는 농구 선수와 결혼해서 살고 있는 어느 한 주부를
찾아가 직접 인터뷰를 했다.
"남편감으로 부적당한 운동선수로 농구선수가 1위로 뽑혔는데,
왜 그렇다고 생각하십니까?"
그러자 농구선수의 아내가 한 숨을 푹~ 내쉬며 말했다.
"내 속을 누가 알겠어요? 누가 농구선수 아니랄까 봐 밤에도 꼭 24초
룰을 지킨다니까요!" "다시 결혼한다면 누구와 하시겠습니까?"
"마라톤선수와 하겠어요."
"왜죠?"
"최소한 2시간은 끄니까요!"

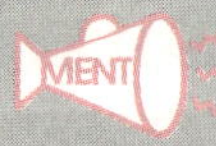

여자가 다른 남자를 칭찬할 때는, 지금 남자에 대해 막연한
불만이 쌓여있는 것이다.

포경 수술은 반드시 해야 하는 것은 아니다. 포경은 「발기」했을 때 「귀두」부분이 벗겨지지 않는 「진성포경」과 평상시 「귀두」부분이 성기를 싸고 있다가 「발기」시 벗겨지는 「가성포경」이 있는데, 수술이 필요한 경우는 바로 「진성포경」의 경우를 말한다. 수술을 안 했을 경우 청결에 주의하지 않으면 「귀두」에 피지가 축적되어 염증, 악취를 방생시킬 우려가 있으며, 상대 여성에게 자궁암을 일으킬 수도 있다. 또한 포경 수술을 하면 「귀두」의 발육과 성장이 촉진되며 「조루」 현상을 다소 방지할 수 있다는 장점이 있기 때문에 많은 사람들이 하고 있다.

플러스+ 성의학 — 화장실에서 만날 수 있는 남자의 유형 10가지

① **사 교 형** : 오줌이 미렵든 안 마렵든 친구를 따라가 우줌을 누는 남자.

② **사팔뜨기형** : 옆의 사람이 어떻게 포경 수술했는가 보기 위하여 옆만 보고 오줌을 누는 남자.

③ **무 차 별 형** : 만약 모든 변기가 사용 중이면, 세면대에다 오줌을 누는 남자.

④ **사격선수형** : 오줌 줄기를 변기의 상하좌우로 휘둘러대며 열심히 파리나 벌레를 맞추려고 애쓰는 남자.

⑤ **변 강 쇠 형** : 변기 1m 후방에서 오줌을 누어 변기에 집어넣는 남자.

⑥ **꽃가게점원형** : 모든 변기에 돌아가면서 조금씩 오줌을 누는 남자.

⑦ **욕구불만형** : 오줌이 다 마를 때까지 거시기를 50회 이상 흔들고 있는 남자.

⑧ **과대망상형** : 의사가 무거운 거를 들지 말라 했다고 뒷짐 지고 오줌을 누는 남자.

⑨ **효과적인형** : 대변 마려울 때까지 기다렸다가 두 가지를 한꺼번에 해결하는 남자.

⑩ **기만적인형** : 3Cm짜리 물건을 야구방망이 붙잡듯이 붙잡고 서 있는 남자.

복수혈전

거시기가 카페에서 애인을 기다리고 있었는데 웬
아가씨가 다가와 말을 걸었다.

아가씨 : 지금 몇 시쯤 됐어요?

거시기 : 6시 9분인데요.

아가씨 : (큰소리로)어머나! 당신, 치한 아니에요? 어떻게 노
골적으로 제 몸을 달라고 할 수 있어요?

– 그러자 커피숍 안에 있던 사람들은 일제히 거시기를 째려
봤고, 거시기는 어의가 없었지만 창피해서 카페 구석자리로
자리를 옮겨 앉아 머리를 숙인 채 애인을 기다리고 있었다.
잠시 후, 그 아가씨가 다가와 말했다.

아가씨 : 죄송해요! 저는 심리학과 4학년이거든요. 이번에
리포트로 남자가 그런 상황에 처했을 때 어떤 심리 상태를
보이는가에 대해 조사하고 있거든요. 정말 죄송해요!

– 그러자 거시기는 기다렸다는 듯이 큰소리로 외쳤다.

"뭐라고요? 돈 만원이면 하룻밤 같이 잘 수 있다고요?
만원도 아깝다 아까워!!!"

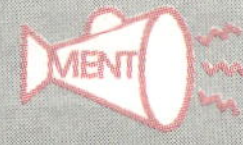

평소 말이 없는 여자가 갑자기 수다스러워졌다면, 말 못할 비밀이 있거
나 심리적으로 불안한 상태이거나 극도로 스트레스를 받았을 경우이다.

여자는 「오르가슴」을 가장할 수 있다?

「오르가슴」은 여성 자신도 모르는 경우가 많은데, 여자는 「오르가슴」을 가장할 수 있다. 즉 「오르가슴」을 가장하여 '쇼'를 할 수 있다는 말이다. 이것의 진위는 남자들은 잘 알기 어렵지만 0.8초 동안 3~15회까지 「질근육」의 수축운동으로 조이는 느낌을 받았는지의 유무로 알 수 있다.

성에 관련해선 우리나라가 미국에 비하면 10년 이상 뒤떨어졌는데, 이것은 성을 억압하는 유교적, 폐쇄적인 우리나라의 문화에서 많은 영향을 받았기 때문이다.

〈여성 100명 중〉

① 20명이 불감증

② 30명이 「자위행위」로 「오르가슴」을 느끼지만 남편과는 못 느낌.

③ 40~55명은 남편과도 느끼고, 「자위행위」로도 느낌.

④ 5명 정도는 상상만으로도 「오르가슴」을 느낌.

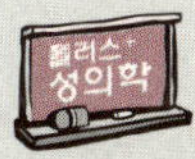

성관계시 여성이 소리를 내는 이유

원래 성욕을 고조시키는 것은 「남성호르몬」의 작용이라고 알려져 여성이라 할지라도 성욕은 「남성호르몬」이 분비되어 일어난다. 그런데 일반적으로 남성에 비해 「남성호르몬」이 적을 수밖에 없는 여성은 성욕을 의식적으로 높이기 위해 특유의 소리를 내면서 무드를 고양시켜 간다. 즉 쾌감을 느끼기 때문에 자연스럽게 소리가 나오는 것이 아니고, 쾌감을 느끼기 위해 의식적으로 소리를 낸다. 그리고 평균적으로 100명 중 5명의 여자가 자제력이 없어서 소리를 지르기도 하는데 무의식적으로 흥분도가 높아지면 자신도 모르는 사이에 괴성을 지르는 경우도 있다.

외교

러시아 정부는 어떻게 해서든 미국사람들을 놀라게 해 주려고
머리를 굴렸다. 그래서 직경이 30Cm의 콘돔 1만 개를 미국에
주문하기로 했다.

러시아가 주문을 한 것을 만들어 내는 데, 미국 사람들은 꽤나
힘들어했다.

비로소 3개월 후에야 러시아 정부는 겨우 납품을 받게 되었다.
그런데 미국에서 도착한 콘돔 상자에는 「스몰 사이즈」라고
적혀 있었다.

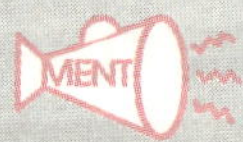

남자의 승리는 힘에서 나오고, 여자의 승리는 눈물에서
나온다.

? 성관계를 위한 가장 좋은 시간은 어두운 밤이다? X

성관계를 위한 가장 좋은 시간은 어두운 밤이 아니라 밝게 빛나는 대낮이다. 한 연구에 의하면, 햇빛은 「난소」와 「고환」을 조절하는 뇌하수체의 활동을 촉진함으로써 성적 충동을 증대시킨다고 한다. 반대로, 어두움은 뇌의 「송과선」에 배란과 정자 생산을 억제하는 「멜라토닌」과 성적 욕망을 억제하는 호르몬을 생산하게 한다. 그럼에도 불구하고, 성관계를 하기에 가장 인기 있는 시간은 주말 오후 11시이다. 또 여성은 보름달이 뜨면 성적으로 30% 정도 더 활발해진다. 성관계시 심장박동수는 분당 70~80에서 130~150으로 빨라지며, 혈압은 120mg에서, 「오르가슴」에 이르면 250mg까지 올라간다.

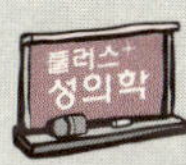

콘돔과 브래지어의 공통점 5가지

① 불황을 타지 않아 부도나는 회사가 거의 없다.

② 신체 중 가장 신축성이 뛰어나고, 부드러운 부분에 착용한다.

③ 사랑하는 사람 외에는 착용한 모습을 보여 주지 않는다.

④ 자신의 사이즈에 알맞은 것을 선택하지 않으면 큰 불편을 겪는다.

⑤ 필수품인데도 구입 시 목소리가 기어들어 간다.

JOKE

기막힌 변명

부인이 요즘 힘들어하는 남편을 위해 달팽이 요리를
준비하고 있었다.
그런데, 제일 중요한 재료인 달팽이를 깜박 잊고 사오지 않았다.
부인은 남편에게 달팽이를 사다 달라고 부탁했다.
남편은 맛있는 요리를 먹겠다는 마음에 급히 시장으로 달려가
달팽이를 샀다. 그리고 집으로 향하던 중…….
남편은 지나가는 아가씨에게 말을 붙인 것이 발단이 되어,
같이 술을 마시게 되었고, 술에 취하자 하룻밤을 같이 지내게
되었다. 새벽이 되서야 눈을 뜬 남편은 허겁지겁 옷을 입고,
달팽이를 챙겨 집을 향해 뛰었다. 집에 도착한 남편은 우선 달팽
이를 문 앞에 풀어놓고서 벨을 눌렀다.
잔뜩 화가 난 아내가 문을 열고 나와 보니, 남편이 바닥에
쭈그리고 앉아 달팽이에게 말하고 있었다.
"자, 조금만 더 힘들 내! 거의 다 왔어! 조금만 더 힘들 내라고, 힘!

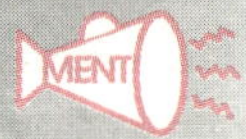

아내가 흘린 눈물의 양과, 남편이 마신 술의 양은
정비례한다.

? 많은 양의 술은 성적인 환각제 역할을 한다? X

많은 남자들은 술을 좀 많이 마시면 여자와 성관계를 하고 싶어 한다. 술은 성적인 환각제로 가장 널리 알려져 있는 약이다. 적당량의 술은 수줍은 사람이나 긴장된 사람에게 안정제와 같은 역할을 하기 때문에, 특히 성관계를 할 때와 같은 어색한 분위기에는 효과적인 게 사실이다. 그러나 많은 양의 술은 중추신경의 능력을 저하시키고 반사 신경을 무디게 하며 간을 파괴시키며 그것이 장기화 될 경우 성적인 능력뿐 아니라 몸의 다른 기관도 기능을 떨어뜨려 많은 질병을 유발시킨다.

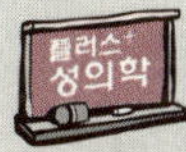

퀴즈

① Q : 숫처녀란 무엇일까?　　　　　A : 숫제 안 한 여자.

② Q : 그럼 처녀는 무엇일까?　　　　A : 처음 하는 여자.

③ Q : 그럼 아줌마는 무엇일까?　　　A : 아주 많이 한 여자.

④ Q : 할머니는 무엇일까?　　　　　A : 할 만큼 한 여자.

아저씨도?

한 아저씨가 버스를 탔다. 한가한 시간인데도 자리가 없었다.
주변을 둘러보니 버스 맨 뒷자리에 한 남학생이 다리를 쩍
벌리고 두 자리를 차지하고 있는 것이 보였다. 남자는 학생 옆에
억지로 비집고 들어가, 자신은 지지 않는 성격이라는 것을 보여
주기라도 하듯이 똑같이 다리를 쩍 벌리고 앉았다. 그러나 이 학
생은 더욱 다리에 힘을 주며 안 밀리려고 필사의 노력을 했다.
그렇게 서로 안 밀리려고 다리에 힘주며 몇 정거장을 지났을 때,
앞에 빈자리가 생기자 학생은 매우 힘든듯 엉거주춤하며 자리를
옮겼다. 그러자 자신이 자리싸움에서 이겼다고 생각한 남자는
흐뭇한 표정을 지으며 앉아 있는데, 학생이 뒤돌아보며 얼굴에
땀까지 흘리며 고통스러운 눈빛으로 아저씨에게 말했다.
"저……. 아저씨, 아저씨도 포경수술 했어요?"

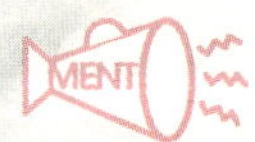
남자는 성격으로 외모를 커버하려 하고,
여자는 외모로 성격을 커버하려 한다.

포경수술을 한 사람은 에이즈에 걸릴 확률이 적다?

서양에서는 포경수술이 일찍부터 일반화됐으며, 포경수술의 유래에 대해서는 여러 설이 분분하다. 유태인의 경우 신(神)과의 계약의 표시로서 생후 8일째 되는 남자아이에게 '할례' 라는 의식을 행한다.

우리나라에서도 포경수술이 널리 행해지고 있는데, 그 가장 큰 원인으로는 한국 전쟁을 꼽는다. 조선시대에는 인체에 손을 대는 것 자체를 금기했던 터라 외과 수술이 없었으며, 한국전쟁 때 미군을 통해 퍼져나갔기 때문이다. 요즘에는 포경수술의 필요성 여부를 놓고 논란이 많은 까닭에 선진국의 경우 50% 정도의 시행률을 기록하고 있고, 동양권인 중국, 일본에서도 30%를 넘지 않는다고 한다.

그렇다면 한국에서는 포경수술이 대중화된 이유는?

① 성병 예방(성기 포피에 쌓이는 이물질을 원천적으로 막는 효과)

② 정력 증강(민감한 「귀두」부분을 드러내놓고 다니면 신경이 둔해짐)

③ 막연히 따라하기(포경수술을 해야 진정한 남자)

포경수술의 유해여부는 아직 완전히 판명되지 않았지만, 가장 최근 소식에 따르면 포경수술을 받은 남자는 에이즈에 걸릴 위험성이 크게 줄어드는 것으로 조사됐다. 에이즈 바이러스는 남성 성기 피부의 안쪽으로 통해 침투하기 때문에 포경수술을 받았을 경우 이 부분의 피부가 절단된 상태라 에이즈 감염 위험이 현저히 감소한다고 밝혔다.

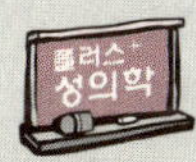

정자와 난자

① 정자의 크기는 0.005mm, 무게는 난자 무게의 75,000분의 1, 매일 약 7,000개 정도 만들어지고, 한 번에 약 2~3억 마리 정도가 「사정」된다.

② 일생 동안 경험하는 성관계 횟수를 약 5,000번으로 가정할 때 한 남자가 일생동안 「사정」하는 정자의 총 수는 약 1조 마리 이상 된다.

③ 난자는 크기는 연필심으로 콕 찍은 정도, 한 달에 하나씩 배란되고, 평생 약 400여개가 만들어진다.

④ 정자는 체온보다 약간 낮은 온도를 좋아하고, 난자는 따뜻한 기운을 좋아한다.

⑤ 정자의 생존기간은 3~7일이고, 난자의 생존기간은 6~24시간 인데, 공통적으로 싫어하는 것은 술과 담배다.

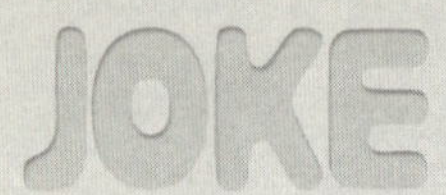

철수와 영희

철수는 영희와 가위바위보를 해서, 이긴 사람이 눈을 감고, 진 사람의 배꼽을 정확히 찌르는 게임을 하자고 했다. 처음에 영희는 어떻게 배꼽을 찌를 수가 있냐고 하면서 거절했지만, 철수의 강요에 마지못해 하기로 했다.

"가위바위보!"

철수가 이기자, 철수는 눈을 감고, 영희의 배꼽을 찔렀다. 그러자 영희는 얼굴이 빨개지면서 당황한 목소리로 철수에게 말했다.

영희 : 거기 배꼽이 아닌데…….

철수 : 나도 손가락이 아닌데…….

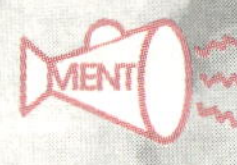

여자는 남자의 세계에 대해, 무조건 동경을 품고 있다.

「질」과 입 안은 닮은꼴이다?

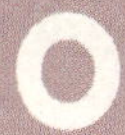

「질」은 그 내벽이 입술 안쪽의 점막과 흡사하다(항문 포함). 흔히들 많은 남성이 「펠라치오」를 여성에게 요구하는 것 역시 그 느낌이 비슷할 뿐만 아니라 입술이나 혀, 또 치아가 서로 조화로움을 극대화시킨다고 믿고 있기에 그런 것이다. 다만 이 「질」이 구강점막에 비해 뛰어난 점이 있다면 그것은 왕성한 「질윤활액」의 생산이다. 성적으로 흥분 될 때 「질」내의 벽은 마치 깨알 같은 소름이 돋고 뿜어대는 매끄러운 액체들은 남성의 「음경」을 손쉽게 용인한다.

"열려라 참깨!"처럼 쉽게 「질」입구가 열리지 않는데, 이것은 사전 조율 즉 「전희」가 대안이다.

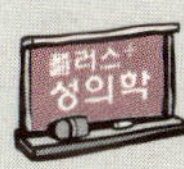

「Win-Win」게임

우리는 흔히 노사문제를 풀 때 「Win-Win」게임의 원칙을 든다. 즉 노사 양쪽 모두 다 만족할 만한 결과를 찾는다는 것이다. 그러나 무엇보다 「Win-Win」게임의 원칙이 적용돼야 하는 것은 남녀간의 성관계문제이다.

남자는 여자를 정복하겠다고 하고, 여자는 남자를 사로잡겠다고 하면, 둘 다 패배자가 되고 만다. 남자는 인내심을 발휘해서 여자의 사이클에 맞춰 주고, 여자는 이해심을 넓혀 남자의 생리적인 특성을 받아들여야 한다.

우유

한 부부가 있었다.

두 사람은 사이가 좋아 남편은 출근할 때마다 아내에게 키스를 해 주었다.

그런데 어느 날, 남편이 출장을 가게 돼서 서두르다 보니, 아내에게 키스를 안 하고 집을 나선 것이다.

갑자기 생각이 난 남편은 다시 집으로 들어갔다.

그 때 아내는 마침 설거지를 하고 있었는데, 남편은 몰래 들어가서 아내의 허리를 뒤에서 꼭 껴안고 목에 키스를 했다. 그러자 아내가 말했다.

"아~잉, 아저씨! 오늘은 우유를 일찍 갖고 오셨네요?"

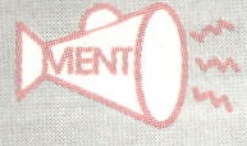

여자의 성적인 욕망은, 상대방 남자에 대해 안심하는 순간부터 타오른다.

명약도 잘못 쓰면 독약만큼 해롭고, 독약도 잘만 쓰면 명약만큼 효과를 본다.

비아그라도 정량을 정시에 복용해야 효과를 보는 것이지, 많이 먹는다고 효과를 많이 보는 것이 아니다. 오히려 부작용이 더 심하다. 비아그라를 2배로 먹으면 효과는 8%정도만 나타나고 부작용은 2배 이상 증가한다. 가급적 정량보다 소량을 먹는 게 좋다. 그리고 비아그라는 여자가 먹어도 효과가 있다. 또한 「발기부전」에 있어서 「발기유발제」는 치료효과가 있지만, 비아그라는 치료제가 아닌 일시적으로 반짝하는 「약발」이다. 비아그라는 간편하지만 위험하다.

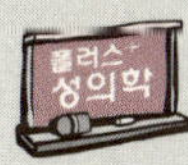

비아그라 부작용 10가지

① 먹다가 목에 걸리면 목이 뻣뻣해 진다.

② 반씩 나누어 먹으면, 왼쪽을 먹은 사람은 왼쪽으로만, 오른쪽을 먹은 사람은 오른쪽으로만 선다.

③ 얼굴이 창백해진다(피가 엉뚱한 곳으로 몰리므로).

④ 백사장에 누워있으면, 사람들이 나를 해시계로 착각한다.

⑤ 피노키오가 그렇게 큰 거짓말쟁이로 보이지 않는다.

⑥ 사람들이 나를 삼발이(?)라 부른다.

⑦ 비아그라 복용 이후 림보(Limbo)를 한 번도 통과한 적이 없다.

⑧ 내가 사우나에 가면 사람들이 자리를 피한다.

⑨ 과다 복용으로 사망한 사람은 관 뚜껑이 닫히질 않는다.

⑩ 죽은 거 살리려다 산 것이 죽는다.

땅에 닿을 정도

옛날, 어느 마을의 나무꾼은 자신의 거시기가 너무 작아서
마누라에게 매일 구박을 받으며 지옥 같은 삶을 살고 있었다.
그러던 어느 날, 나무꾼은 나무를 하다가 산신령을 만나게 되었다.

산신령 : 네 소원이 무엇이냐?

나무꾼 : 제 소원은, 거시기가 너무 작아 매일 구박받고 살고
있기 때문에 거시기를 키워주십시오.

산신령 : 그렇다면, 원하는 사이즈를 말하거라~!

나무꾼 : 아예 땅에 닿게 해 주십시오.

산신령 : 알았다. 내일 아침이면 소원이 이루어져 있을 것이니라~!

다음날 아침, 나무꾼은 일어나자마자 자신의 몸을 확인해보고는
심장마비로 죽고 말았다. 그 이유는 물건은 그대로 있고, 대신
다리가 짧아졌기 때문이다.

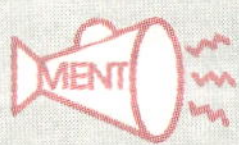

필요한 존재가 되지 못한다는 것은 남자에게 있어서 천천히
찾아오는 죽음과도 같다.

성기도 남의 것이 커 보인다?

성기가 작다고 느끼는 것은, 다른 사람의 성기는 정면으로 보기 때문에 제대로 보이나, 자신의 것은 위에서 아래로 내려다보기 때문에 실제의 70% 정도밖에 보지 못하기 때문이다. 수학적으로 보면, 높이와 밑변의 길이가 같은 직각 삼각형에서 대각선의 길이는 밑변보다 분명히 길지만 위에서 내려다 볼 때는 밑변으로 보이기 때문에 짧게 보이는 것이다. 그래서 "남의 떡이 커 보인다."는 옛말이 여기에도 해당된다.

한국 남성의 평균 크기는 7cm로, 「발기」시 12.5cm정도가 된다고 하나 이것은 어디까지 평균치이다.

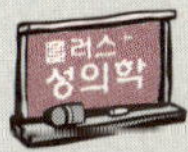

스포츠와 섹스의 차이점 10가지

① **육상과 섹스** : 육상은 시간을 단축해야 하지만, 섹스는 단축했다가는 맞아 죽는다.

② **승마와 섹스** : 승마는 한 참을 배워야 타지만, 섹스는 안 배워도 잘 탄다.

③ **축구와 섹스** : 축구는 골키퍼가 상대편 선수 10 명을 상대해도 별로 안 바쁘지만, 섹스는 1 명만 상대해도 엄청 바쁘다.

④ **야구와 섹스** : 야구는 1 개의 공과 1 개의 방망이로 하지만, 섹스는 2 개의 공과 1 개의 방망이로 한다.

⑤ **권투와 섹스** : 권투는 하체를 공격하면 반칙이지만, 섹스는 상체만 공격하면 퇴장 당한다.

⑥ **농구와 섹스** : 농구는 드리블하고 나서 넣지만, 섹스는 넣고 나서 드리블한다.

⑦ **사격과 섹스** : 사격은 입을 꼭 다물고 하지만, 섹스는 입을 벌리고 한다.

⑧ **골프와 섹스** : 골프는 18 홀까지 넣어야 끝나지만, 섹스는 1 홀만 넣으면 끝난다.

⑨ **당구와 섹스** : 당구는 밀 때와 뺄 때가 분명하지만, 섹스는 밀 때와 뺄 때가 모호하다.

⑩ **씨름과 섹스** : 씨름은 관중이 많아야 신이 나지만, 섹스는 숨어서 단둘이 해야 신난다.

에이즈 검사

역전에는 매춘부들이 많아서 정기적으로 에이즈 검사를 한다.

어느 날, 매춘부들이 길게 줄을 서 있는 것을 보고 지나가던 할머니가 무슨 줄이냐고 물었다. 매춘부는 나이 많은 할머니에게 사실대로 말하기가 민망해서 사탕을 주는 줄이라고 말해버렸다. 그 말을 듣고는 할머니도 뒷줄에 섰다.

나중에 할머니 차례가 되자, 검사를 하던 의사가 말했다.

"할머니 여긴 왜 왔습니까?"

그러자 할머니가 말했다.

"내가 이가 없어서 깨물진 못해도 빨기는 잘 빨아!"

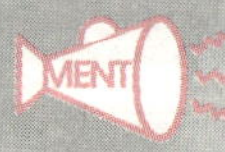 대부분의 남자들이 원하는 것은 창녀인 처녀이다.

이 책의 정보는 최신 성의학 정보에 의해 수정 될 수 있습니다.

배란기는 동물로 말하면 발정기로 「여성호르몬」이 임신을 위해 안정적으로 분비되고 「질」을 비롯해 몸 전체가 남성을 받아들이기 위해 준비된 상태라고 할 수 있다. 따라서 여성이 가장 「오르가슴」을 느끼기 쉬운 시기는 배란기이므로 이 시기에 성관계를 하는 것이 좋다.

그러나 어떤 여성은 생리 중에 성욕이 강해지고, 또한 「오르가슴」도 강하게 느낀다고 한다. 과연 그럴까? 생리학적인 면에서 보면 여성의 생리 기간에는 황체 호르몬의 분비가 왕성하기 때문에 오히려 성욕만큼은 억제된다. 다만 생리 중에 성욕을 강하게 느끼고 「오르가슴」에도 쉽게 도달한다는 것은 주로 심리적인 요인 때문이다. 생리 중인 여성은 임신에 대한 불안이 전혀 없기에 평소의 불안으로부터 해방되어, 욕구도 「오르가슴」도 강하게 표출하는 것이다.

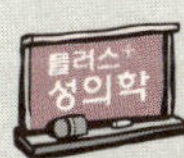 ## 성관계 중의 키스

성경험이 부족한 부부들은 성관계 중에 키스를 하면 갑자기 성감이 떨어진다고 한다. 이런 이유로 「전희」가 끝난 후 삽입하면 키스를 전혀 하지 않게 된다. 이런 일이 발생하는 것은 키스 테크닉이 부족하기 때문이다.

삽입하고 있을 때 입술에 대한 애무는 더욱 성감을 고조시킬 수 있다. 단 키스를 할 때는 몸을 떨어뜨리고 하지 말고 밀착시킨 상태에서 해야 효과가 높다. 밀착하고 있던 몸을 갑자기 떨어뜨리면 밀착 감에 찬물을 끼얹는 결과를 초래하여 성감이 낮아진다.

여성용?

한 남자가 소변이 급해 앞 뒤 안 가리고 무작정 화장실로 뛰어
들었다. 급하게 화장실 문을 열고 자신의 그것을 꺼내 쉬~ 하
려는데, 여자 한 명이 앉아 볼일을 보고 있는 게 아닌가???
"꺄~악! 야이, 변태야! 여긴 여성용이란 말이야!"
그러자 그 남자가 응수했다.
"이것도 여성용인 거 몰라?"

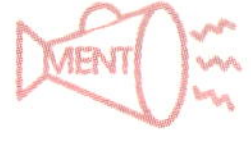

성적으로 지나치게 결백한 여자는, 유아기의 엄격한
교육에 구속되어 있었기 때문이다.

「변태성욕자」는 남성이 많다?

변태성욕자는 남성이 여성보다 많다. 팬티, 브래지어 등 여자 속옷을 훔치는
사람, 여성의 음모를 수집하는 사람 등등 변태성욕자의 대부분은 남성이다.
왜 그럴까?

먼저 변태성욕자의 특성을 살펴보자. 보통 사람들은 여러 방법으로 자신들
의 성관계를 보다 좋은 방법으로 개선하고자 노력하는데 비해, 변태 성욕자
들은 오직 한 가지 방법만을 고집하면서 다른 방법에는 일체 눈길을 주지 않
는다. 쉽게 말해 변태성욕자들은 한 우물을 파는 「외골수」이며, 그 「외골수」
는 변화를 싫어하는 보수성과 연결되어 있다. 일반적으로 보수적인 사람들
은 진보적인 사람보다 성관계를 단순한 방법으로 즐긴다. 「체위」든 분위기
든 간에 좀처럼 변화를 시도하지 않는다. 그런 면에서 보면 보수주의자들이
변태성욕자가 될 가능성이 진보주의자에 비해 높다. 특히 상대의 기분에 관
계없이 일방적 성관계를 좋아할 경우 더욱 그렇다. 하지만 변태성욕자들은
상대에게 피해를 끼치거나 상대의 동의를 얻지 않은 상태에서 성욕을 추구
한다는 점에서 보수주의자와 근본적인 차이가 있다. 예컨대 여성에게 매질
을 한 뒤 성관계를 하거나 목욕하는 여인을 훔쳐보면서 수음을 하는 따위가
그것이다. 요컨대 남성은 여성보다 권위적이면서 보수성이 강한바, 그런 특
성이 남성의 일방적인 변태성욕으로 이어진다고 볼 수 있다. 또한 여자를 성
적도구로 보는 경우, 이를테면 남성이 자기 발산의 대상으로 보았을 때 이러
한 현상이 나타나며 의외로 고학력자들에게 많이 나타나는데, 이것은 내성
적인 성격의 소유자가 성적 분출을 하지 못하거나, 지나친 스트레스로 인해
서 갑자기 치한으로 변하는 인격적 장애가 오는 경우도 있다.

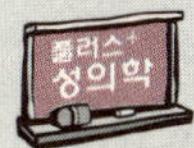

남에게 조언을 듣는 시기

테스트 결과에 의하면, 성에대한 욕구가 내부에 응축되어 있는 남자는 듣기,
생각하기, 운전하기, 중장비 작동하기 등에 어려움을 느낀다. 또 3분이 15분
같이 길게 느껴지는 시간 왜곡 현상으로 괴로움을 겪게 된다. 만약 여자가 남
자로부터 현명한 조언을 얻어야 할 것이 있다면, 성에 대한 욕구가 해결된 후
그의 두뇌가 맑아졌을 때 의논하는 것이 좋다.

나머지는 아빠 것

아들의 고추가 같은 나이의 또래 보다 너무 작아서 걱정을 하던 부부가 있었다. 고민 끝에 그들은 아들을 비뇨기과에 데려가 의사에게 보였다.

부부의 걱정을 들은 의사는 너무 걱정하지 말라며, 핫도그를 많이 먹이면 하루가 다르게 거시기가 자랄 거라고 했다.

다음날 아침, 부인은 일찍 일어나 핫도그를 10개정도 구워 놓았다. 아들이 일어나 식사를 하러 오자 부인이 말했다.

"애야, 핫도그는 3개만 먹으려~엄. 나머지는 아빠 거란다~아."

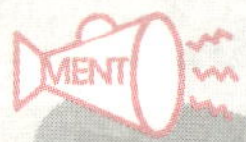

여자는 그 내면을 드러내지 않기 위해, 본심과는 가장 먼 방향으로 행동을 한다.

? 남성의 성기가 크면 성능도 좋다?   X

남자들은 성기가 크면 클수록 여자를 만족시킬 수 있다는 환상을 대부분 갖고 있다. 성기 사이즈에 자신이 있는 남자들은 이런 문제로 갈등을 겪는 경우가 없지만, 평균치보다 작은 남성들은 이런 고민 때문에 성적인 능력이 뛰어남에도 불구하고 항상 위축되어 산다.

 그러나 오히려 "작은 고추가 맵다!"라는 말이 맞다. 왜냐하면 남자들의 성감대는 주로 「귀두」부분에 몰려있는 반면, 여성들은 「질」은 입구로부터 ⅓이 지나면 감각이 없는 부분(세포)이기 때문에 쾌감도 못 느끼고, 통증도 못 느낀다. 따라서 성기가 너무 크면 엉뚱한 곳에서 열심히 일(?)하다 나오는 것이다. 대체로 남자의 성기가 「발기」시 7cm가 넘으면 걱정할 것 없다.

"커다란 빗자루보다, 조그만 방비가 구석구석 잘 쓴다!"

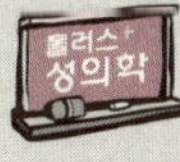

자동차와 섹스의 공통점 10가지

① 고무가 터지면 사고가 난다.

② 전진과 후진이 있다.

③ 다른 사람의 것을 대신 몰아주는 착한(?) 사람이 있다.

④ 큰 사고를 내면 피해자의 평생을 책임져야 한다.

⑤ 돈 내면 태워주는 것도 있다.

⑥ 술 먹은 후 꼭 해야겠다고 고집부리는 사람도 있다.

⑦ 대부분의 사람이 구조는 모르고 할 줄만 안다.

⑧ 나이가 들어갈수록 모는 데 피로를 많이 느낀다.

⑨ 쓰던 걸 팔 때 새 것처럼 위장하는 나쁜 사람이 있다.

⑩ 자기 것은 서로 안 빌려주려고 하고, 처음 대할 때만 애지중지한다.

우리 아파트 남자

같은 동네에 사는 세 여자가 헬스클럽에서 운동을 마치고 샤워를 하고 있었다.

때 마침 맞은편의 남자 샤워 실 문이 열리면서, 정면으로 건장한 사내의 벌거벗은 나체가 보였다. 얼굴은 볼 수 없었지만 그 짧은 시간 안에 세 여자는 남자의 거시기를 보고 말았다.

한 여자가 말했다.

"우리 남편은 아닌데."

두 번째 여자도 말했다.

"우리 그이도 아니야."

그러자 바람기 많기로 소문난 맨 마지막 여자가 자신 있다는 듯 이렇게 말했다.

"우리 아파트에 사는 남자가 아니야!"

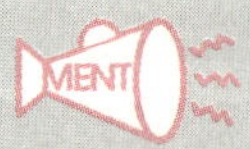 한 사람의 여성이, 다른 어느 여성과는 다르다는 망상에 잠기는 일이 바로 연애다.

? 여자가 「오르가슴」을 느끼면 「질」근육이 수축작용을 반복한다?

여자의 「오르가슴」은 「질」근육이 수축운동을(0.8초 간격으로) 반복하고, 「질」안으로 자궁구가 열리며, 외음부의 변화가 현저하고,「바르톨린씨선」의 분비가 증가되어 「질」입구를 윤활하게 한다. 또 경관 점액이 많아져서 남자의 클라이맥스와 비슷한 상태에 이르게 된다. 그러나 여자는 「사정」하는 것이 아니고 음핵이 현저하게 「발기」되며, 자궁 외구는 열려서 「정액」이 들어오기에 편리하게 만든다. 여자의 「오르가슴」은 높은 곳에서 떨어지는 느낌 혹은 넓은 초원에 누워 있는 느낌인데, 이러한 상태가 20초 이상 1분까지 지속된다. 그리고 몸이 활처럼 뒤로 휘어지고, 「오르가슴」이 끝난 후 잠시 동안 꼼짝하지 않고 있는 데, 이것은 「정액」이 밖으로 흐르지 않도록 하기 위한 본능적인 움직임이다. 또 여자가 흥분하면 「질」의 길이가 길어지면서 자궁은 위로 올라가 남자의 「음경」이 다 들어갈 수 있게 된다. 이 모든 것이 생식을 위한 조물주의 배려이다.

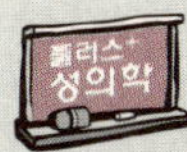

동물들이 교접하는 시간

교접을 가장 오래하는 동물은 방울뱀으로, 「음경」이 들어가서 나올 때까지 걸리는 시간은 23시간이나 된다. 족제비와 검은담비는 8시간. 밍크는 2시간. 생쥐는 20분. 산돼지는 3분. 고래와 코끼리는 30초. 양, 황소, 사슴, 침팬지 등은 5초. 모기, 황소, 수말은 3초 정도 걸린다. 우리의 대화 중 자주 등장하는 토끼는 5초고 물개는 이틀이다.

최후의 5분

부부가 저녁상을 물리고 소파에 기대어 앉아 대화를
나누고 있었다.

부 인 : 여보, 만일 5분 뒤에 지구의 종말이 온다면,
　　　당신은 뭘 할 거예요?
남 편 : 으~음. 당신과 보낸 첫날밤을 생각하면서
　　　찐하게 연애를 할거야.

부 인 : 그럼 나머지 4분은 뭐할 건데?

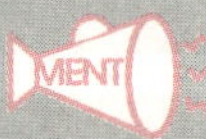

여자는 불안한 처지에 있게 되면, 허세를 부린다.

「조루증」도 「성기능장애」다?

최근까지 「조루」에 대한 정확한 정의는 없었다. 대략 요도 또는 「귀두」부분의 감각이 지나치게 예민하여 「사정반사」를 자의적으로 조절할 수 없어, 원하지 않는 때에 「사정」하는 경우를 말했다.

다음은 최근까지 「조루증」에 대한 WHO의 의학적 정의이다.

① 성행위를 시작한지 1분 이하인 경우.

② 「질」내에 삽입한 후 20회 이전의 왕복운동에서 그칠 때.

③ 상대방을 만족시키지 못하고(50% 미만) 「사정」할 때.

그러나 최신 의학적 정의는 위의 ①②③에 대한 견해보다, 남성이 자의적으로 「사정」을 통제할 수 없는 것을 말한다. 어떻든 「조루」는 「사정장애」에 속하는 「성기능장애」로 「남성성기능장애」 가운데 60~70%를 차지하는 가장 흔한 병이다.

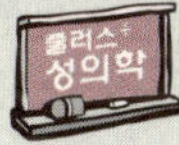

신혼 초 남성의 「조루증」

신혼 초의 남성들은 어느 정도 「조루」 증상이 있게 마련이다. 성관계 경험이 별로 없는 남성의 경우 작은 자극에도 강한 반응을 보여, 자극을 받은 지 몇 분되지 않아 「사정」하곤 한다.

이런 남편의 특성을 알게 된 아내는 「사정」을 하려는 눈치가 보이면 아직 「사정」하면 안 된다고 우긴다. 이런 말을 들으면 남자는 심리적으로 더욱 위축되어 평소보다 더 일찍 「사정」하게 된다.

이런 주문의 말보다는 행동을 옮기는 것이 좋다. 결합을 풀고 남자의 관심을 다른 곳으로 돌리는 것이 보다 효과적이다. 또한 자극을 주는 강도를 조절하여 남편이 서서히 자극을 받을 수 있도록 테크닉을 개발하는 것이 현명한 일이다. 이 증세 또한 파트너의 심리적 치료에 큰 비중을 두어야 한다.

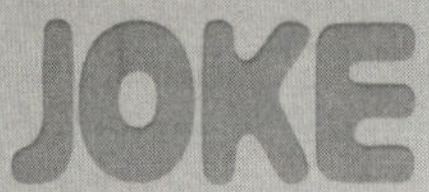

나이 따라

약국에 남자들이 콘돔을 사러 들어간다.

20대 : 콘돔 9개 주세요.

약사 : 왜 9개를 사시죠?

20대 : 평일엔 1개, 주말에는 2개씩 쓰거든요.

30대 : 콘돔 5개 주세요.

약사 : 왜 5개를 사시죠?

30대 : 평일에 1개씩 쓰고 주말엔 쉬어요.

50대 : 콘돔 12개 주세요.

약사 : 어떻게 12개를 사세요.

50대 : 1년은 12달이잖아요.

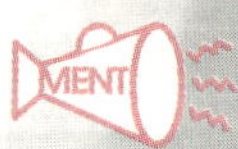

성관계는 상호간의 위대한 헌신이다.

이 책의 정보는 최신 성의학 정보에 의해 수정 될 수 있습니다.

? 콘돔은 처음에 매독을 예방하기 위해 만들어졌다?

콘돔은 주로 매독을 막기 위해 사용되었다. 처음엔 수은 용액에 푹 적신 천이 콘돔처럼 사용되기도 했지만 자주 터졌기 때문에 초식동물(주로 양)의 맹장을 이용한 것이 최초의 콘돔이라고 할 수 있다. 최근 사용하는 콘돔의 원조는 1776년 런던에서 처음으로 시판되었지만 상상외로 비쌌기 때문에 사용자가 그리 많지 않았고, 콘돔 대용으로 동물의 가죽 혹은 창자로 만들어 사용했지만 사용하기가 매우 어려웠다. 1930년에서야 비로소 라텍스 고무로 만든 오늘날의 콘돔이 탄생하게 되어 값도 싸지고, 다양한 기능과 성능을 가진 것을 사서 마음 놓고 사용하게 되었다.

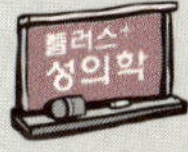

임신 중이라도 콘돔은 위생상 필요한가?

관계 전에 샤워를 하는 등의 극히 당연한 청결만 지킨다면, 위생상 특별히 콘돔을 쓸 필요는 없다. 단지 태아의 영향을 생각할 때 정자 중에 자궁 수축을 촉진하는 물질이 포함되어 있다는 점이 다소 걱정된다. 극히 미량이므로 조산으로 이어질 정도로 수축을 일으키지는 않지만 굳이 걱정이 된다면 콘돔을 사용하고, 그렇지 않으면 체외사정이 좋다.

JOKE

이해심 많은 애인

한 남자가 자신의 거시기가 작은 것에 대해 항상 콤플렉스를 가
지고 있었다. 그러던 중 한 여자 간호원을 사귀게 되었는데, 차츰
친해지게 된 둘은 어느 날 호텔로 들어가게 되었다.

여자는 은은한 음악을 틀어놓고 침대로 남자를 인도했다.

남자는 고민하다가 여자에게 사실대로 털어놓았다.

"난 사실 너무 작아서 고민이야."

"걱정 말아요. 난 간호원이잖아요. 웃지 않을게요."

남자는 부끄러워하며 바지를 벗었다.

여자가 남자를 보며 말했다.

"괜찮아요. 난 그것보다 훨씬 더 작은 것들을 많이 봐 왔어요."

"정말?"

"예. 저는 지금 신생아실에서 근무하고 있거든요!"

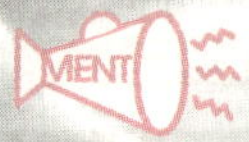

남자가 말을 하지 않으면, 여자는 최악의 상상을 하며
한편의 소설을 쓴다.

음경의 평균 사이즈는 「발기」시 12㎝에서 15㎝가 통상적이다. 바로 이 길이면 성생활을 유지하는 데는 충분한 길이다. 또 성기능이나 자손번식에 충분한 길이는 대체로 발기시 5㎝ 정도로 보고 있다. 결국 초등학생 정도의 수준일지라도 자식 보는 데는 큰 지장이 없다는 얘기다. 그리고 팽창되는 문제에 있어서도, 작은 「음경」은 큰 「음경」보다 팽창률이 크다. 이것은 바꿔 말하면, 평상시의 보통남자의 그것을 보아서는 「발기」됐을 때의 크기를 예측하기가 불가능하다는 얘기가 된다.

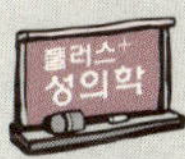

남녀의 출생률과 생존률

인위적인 간섭이 없다면, 남성과 여성의 출생비율은 여아 100명 당 남아가 105명 태어난다. 출생 후 1년 동안 각종 사고로 인해 여아 100명 당 남아 115명이 사망하고, 20세에 이르면 여성 100명 당 남성이 200명가량 사망한다.

또 남성이 여성보다 보통 더 공격적(부분적으로 남성호르몬인 「테스토스테론」의 과다에 의해)이므로 사고나 폭력 그리고 각종 스트레스에 의한 질병에 걸릴 확률이 높다. 여성은 지구 전역에서 남성보다 평균 7~8년 더 장수한다. 따라서 부부의 나이가 동갑이라면, 여성은 7~8년을 미망인으로 살아야 할 준비를 해야 한다. 가장 이상적인 커플의 연령은 여자보다 남자가 4살 연하라고 한다.

4명의 캐디

캐디 4명이 모여 각자 자기들이 생각하는 이상형의 남자에 대한 얘기를 하고 있었다.

캐디 1 : 난 뭐니 뭐니 해도 드라이버를 잘 치는 남자가 좋더라.

캐디 2 : 왜?

캐디 1 : 힘이 "짱"이거든!

캐디 2 : 난 어프로치를 잘하는 남자가 좋아.

캐디 3 : 왜?

캐디 2 : 일단 테크닉이 끝내주잖아!

캐디 3 : 난 퍼팅 잘하는 남자가 좋던데…….

캐디 4 : 왜?

캐디 3 : 어차피 목표는 구멍이 아니겠니?

캐디 4 : 난 뭐니 뭐니 해도 오비(OB) 잘 내는 사람이 최고 좋더라!

캐디 123 : 아니 왜?

캐디 4 : 한 번 더 하잖아!

<OB = Out of Bounds – 규정상 공을 한 번 더 치게 됨>

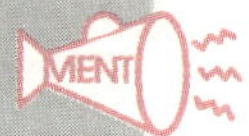

사랑에 대한 이야기를 할 때는, 그 마음속에 충족되지 않는 성적 욕구가 있다.

 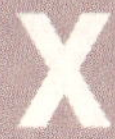

「음경」이 두껍다고 해서 성능(?)이 좋은 것은 아니다. 여성의 「질」은 아기의 머리와 몸통까지 밀어낼 정도로 신축성이 매우 뛰어나기 때문에 「음경」이 두꺼우면 두꺼운 데로, 얇으면 얇은 데로 조여 줄 수 있으므로 「음경」의 두께와 성적인 만족감은 하등의 관계가 없다. 성적인 만족감을 위해서는 「음경」의 두께보다 여성의 「질수축력」이 더 중요하다.

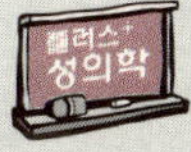

남자의 「고환」

정자를 만들어 내는 「고환」2개의 무게는 25그램인데 오른쪽 것이 왼쪽 것보다 더 크고 무겁다. 이렇게 무게가 서로 다르면, 무거운 쪽이 더 아래로 처지기 때문에 「고환」끼리 부딪히는 사고를 피할 수 있다. 크기와 무게, 높낮이를 서로 다르게 하여 충돌의 위험을 줄인 조물주의 오묘한 섭리가 놀라울 뿐이다.

마누라 지키기

회사에 출근한 거시기가 머시기를 조용히 불렀다.

거시기 : 우리, 모닝커피 한 잔 어때?

머시기 : 응……. 좋지!

거시기 : (자판기 커피를 건네며) 자네, 혹시……. 요리 못하는 여자
　　　　좋아하나?

머시기 : 참, 아침부터 따뜻한 밥 먹고 무슨 헛소리야?

거시기 : 에이, 그냥 내가 묻는 말에 대답만 좀 해봐!

머시기 : 아니, 좋아하지 않아.

거시기 : 그럼 돈 씀씀이 헤픈 여자는?

머시기 : 그건 더욱 싫지.

거시기 : 그럼, 무식하고 센스 없는 여자는?

머시기 : 절대, 절대로 질색이야, 그런 여자!

거시기 : (화를 벌컥 내며) 야! 이 자식아, 근데 왜 내 마누라는
　　　　건드려! 너, 죽을래?

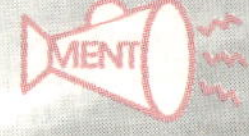

여자와 늘 연애를 하는 남자가 받는 형벌은, 끊임없이
여자와 연애하는 것이다.

남자의 「오르가슴」은 「사정」 그 자체라고 할 수 있다. 성기는 딱딱해져 여성 「질」내부에 삽입을 가능하게 해주고, 보다 자궁에 가까워지도록 길어진다. 그리고 방출된 「정액」은 그냥 흘러나오는 것이 아니라 힘 있게 쏘아짐으로써 「난자」로 사랑 여행을 떠난다. 남자는 「사정」할 때 「오르가슴」을 느낀다. 남자가 「오르가슴」을 느끼게 되면 혈압이 200mg 이상 올라가고, 혈액에 산소가 부족하여 호흡과 맥박이 빨라진다. 또한 혈관 확장으로 체온이 높아지고 안면에 홍조를 띠게 되며, 분비선 활동이 활발해져 땀도 많이 나며, 뇌파에도 고전압의 파형을 일으켜 경련을 일으킨다. 남자가 「오르가슴」때 느끼는 기분은 하늘에서 낙하산없이 떨어지는 스릴을 연상케 하며 단 몇 초 만에 끝난다. 그리고 이런 기분이 끝난 뒤에는 만족감보다 허탈감을 더 크게 느끼게 된다.

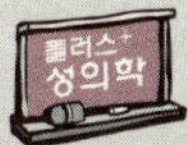

「오르가슴」의 책임문제

「오르가슴」은 누구의 잘잘못을 가리는 게 중요치 않다. 사랑하고 있다면 「오르가슴」의 물꼬를 함께 열어줘야 한다. 갇힌 물이 썩고, 갇힌 새가 맥없듯이 함께 나누지 못한 성관계는 분명 썩고 맥빠져간다. 서로 대화와 노력을 기울인다면, 누구라도 「오르가슴」에 도달할 수 있다.

물 좀 주고 가지

어느덧 겁 많고 소심한 철수가 대학생이 되었다. 철수의 집은 사창가 뒷편에 있어 수업을 마치고 집에 가려고 어쩔수 없이 사창가를 지나는데, 속옷 바람의 여자가 야릇한 미소를 지으며 갑자기 오더니,

"학생 꽃밭에 물 좀 주고 가지?" 하는 것이 아닌가?!

철수는 기겁을 하며 도망을 가려고 했다. 그러나 여자가 철수의 한쪽 팔을 우악스럽게 붙잡고 말했다.

"누가 학생을 잡아먹기라도 한데? 학생, 그러지 말고 꽃밭에 물 좀 주고 가지 그래?"

여자는 유혹하는 수준을 넘어 이제는 거의 협박하는 말투로 말했다.

순간 겁에 잔뜩 질려 있던 철수는 울먹이며 자신도 모르게 이렇게 말했다.

"저~어, 아직 물이 안 나와요!

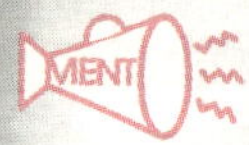 소년이 아이스크림을 쳐다보던 때의 시선으로 여자아이를 바라볼 때, 그 소년은 성장하고 있는 것이다.

어린아이들도 「자위행위」를 경험한다. 심지어 복중의 태아도 자기의 성기를 만지고 노는 것이 초음파에 잡히기도 한다. 쓰다듬거나 만지작거리는 형태로 나타나는 유아기의 「자위행위」는 하루에 여러 번의 횟수를 보인다. 섹스 연구가들의 조사에 의하면, 만일 어린아이들이 「자위행위」를 하고 있을 때 누군가 그 행위를 제지시킨다면, 그 사람을 굉장히 싫어하는 증상을 보인다.

남성들의 94%, 여성들의 80%가 실제로 「자위행위」를 하며, 남성이 여성보다 2배 이상의 「자위행위」를 한다.

연간 기준으로 남성은 13~20세가 60회, 21~25세가 42회, 기혼남은 24회이다. 반면 여성은 15~24세가 37회, 기혼녀가 10회 정도이다.

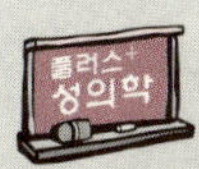

변천사

철수와 영희가 한적한 공원에서 데이트를 하고 있는데 갑자기 모기 한 마리가 나타나서 영희의 치마 속으로 들어가 어딘가를 물었다. 모기가 문 부분을 시대별로 알아보면,

① 80년대 : 영희의 허벅지
② 90년대 : 철수의 손
③ 2000년대 : 철수 입술

칼라

어느 중년 남자가 약국에 들어왔다.

남자 : 저……. 혹시 검정색 콘돔 있습니까?

약사 : 검정색이요? 손님, 그런 색깔의 콘돔은 없습니다.

남자 : 그러지 말고 있나 잘 찾아봐 주세요.

약사 : 근데 왜 하필이면 검정색을 찾으시죠?

남자 : 그게……. 지금은 상중(喪中)이라 그렇습니다.

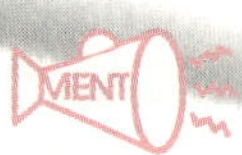 남자 마음이란, 혁대 풀 때 다르고, 채울 때 다르다.

이 책의 정보는 최신 성의학 정보에 의해 수정 될 수 있습니다.

? 콘돔은 「콘돔」경이 만들었다?

콘돔을 창안한 인물은 17세기 영국의 찰스 2세의 주치의였던 「콘돔」경이라고 한다. 그는 왕비 이외의 여자에게서 태어나는 국왕의 아이의 숫자를 줄이기 위하여 이것을 만들었으며, 그 공로로 경의 칭호를 받았다고 한다.

앞서도 말했지만 당시는 매독 등 성병이 유행했던 상황이어서 콘돔은 피임보다는 성병 예방을 위해 팔려나갔다. 이때의 콘돔 재질은 양이나 물고기의 창자, 염소의 방광, 가죽, 실크 등을 이용하여 만들었으며 세척해서 재사용 했다. 그러나 오늘날에는 라텍스(액상고무)로 여러 가지 모양과 다양한 색깔로 만들어 사용한다. 바람둥이「카사노바」도 콘돔의 애용자였는데, 그는 주로 임신을 막을 목적으로 사용했다고 한다.

우리나라는 콘돔의 최대 수출국이다.

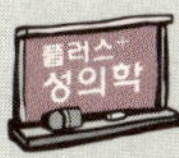

성관계 직후, 창녀와 애인과 아내의 차이

① **창녀** : 아직 안 끝났어요?

② **애인** : 자기 벌써 끝났어?

③ **아내** : 여보, 천장 도배 좀 다시 해야겠어요.

기발한 묘안

남편이 항상 같은 방법으로만 사랑하는 방법을 쓰는데 실증을 느낀 삼순이는 어느 날 기발한 묘안을 하나 떠올렸다.

"자기야, 오늘부터는 나를 라디오라고 생각해. 알았지? 왼쪽 가슴은 볼륨, 오른쪽 가슴은 주파수야."

거시기는 재미있다는 표정을 지으며 왼쪽 가슴을 꾹 한 번 눌러 보았다. 그런데 이상하게 아무런 소리가 나오지 않았다.

"이놈의 고물 라디오가 고장이 나 버렸나? 왜 소리가 나오지 않는 거야?"

그러자 삼순이는 신경질적으로 맞받아 쳤다.

"못난이 같으니, 전원 플러그를 꽂아야 소리가 나지~이!"

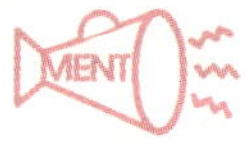

여자의 목소리가 갑자기 높아지는 경우에는, 고집을 세우려는 때이다.

남자들은 「음핵」을 소홀히 취급한다?

부부생활에 관한 상담은 파트너가 「음핵」에 전혀 신경을 써주지 않거나 어쩌다 그럴 마음이 있을 땐 잘 찾지 못하고 헤맨다는 내용이 많은 부분을 차지한다. 또 제대로 찾는다 해도 대충대충 넘어가 버리기 때문에 여자들의 불만을 사는데, 여자들은 그러한 태도를 그가 자기에게 무관심하다는 증거로 받아들인다.

남자들이 「음핵」에 대한 애무를 잊는 것은 상대방의 성적 만족이 안중에 없어서가 아니라 여성의 「오르가슴」이 「음핵」의 자극에 기초한다는 사실을 이해하지 못하기 때문이다. 남자들이 「음경」에 대한 자극이 없이 성관계를 하는 것과 여자들이 「음핵」에 대한 자극이 없이 성관계를 하는 것은 같은 것이다. 여자가 멋진 성관계의 즐거움을 맛보기 위해서는 적어도 5분에서 15분 정도의 「음핵」자극이 필요하다. 그런데 남자들은 「음핵」에 10분 정도 애무를 했다고 느껴도 실제로는 고작 1~2분 정도일 때가 많다. 여성이 경험하는 「오르가슴」의 98%가 「음핵」에 대한 자극과 직접 연관이 되어 있다.

능숙한 남자는 먼저 여자의 몸에서 가장 둔감한 부분에 손길을 주고, 능숙한 여자는 남자의 가장 민감한 부분부터 자극한다.

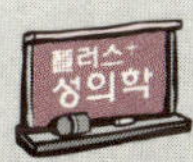

집장촌 입구의 한 공사장 표어 10가지

우리는 작업 중 무사고를 결의합니다!
① 작업전 안전모 착용!
② 작업시간 엄수!
③ 작업 후 정리 정돈!
④ 정기점검 철저!
⑤ 부실 철근 추방!
⑥ 음주 후 작업은 부실 공사의 원인!
⑦ 사고 발생시 신속한 대처를 위해 의료진 항시 대기!
⑧ 한 번의 실수, 일년 공사 망친다!
⑨ 작업이 끝나면 편안한 가정으로 귀가!
⑩ 아빠, 오늘도 무사히!!!

호리병

어느 날, 거시기는 바닷가를 거닐다 호리병 하나를 주었다.
호리병의 뚜껑을 열자 갑자기 '펑!' 하는 소리와 함께 그 속에서 커다란 거인 요정이 나와 말했다. "주인님! 저는 주인님 덕분에 긴 잠에서 깨어났습니다. 세 가지 소원을 말씀하시면 제가 그 소원을 들어드리겠습니다." 평소에 소심하고 보잘것없는 외모에다가 거시기까지 작은 거시기였기에 다음과 같은 세 가지 소원을 말했다. "「유덕화」처럼 잘 생긴 얼굴과 미스터 코리아 같은 근육을 갖게 해 주세요."
그리고 마지막 세 번째 소원으로는, 그의 콤플렉스였던 거시기를 소처럼 크게 만들어 달라고 하면서, 지나가는 소를 가리켰다.
'펴~엉!'
동네 처녀들은 거시기의 변한 모습을 보고 모두들 홀딱 반해버렸다.
거시기는 어깨를 으쓱 이며 자신의 멋진 근육을 보여주기 위해 위통을 벗자 처녀들은 기절할 듯이 좋아 손뼉을 쳤다. 의기양양해진 거시기는 급기야 바지까지 벗어 던졌다. 그 순간 동네 처녀들은 기절을 하고 말았다.
왜냐하면, 거시기가 가리킨 소는 암소였던 것이었다.

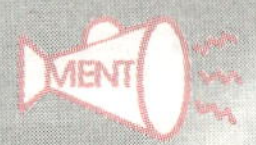

남녀의 사랑은 찬란한 이해에서 출발하여 참담한 오해로 끝나는 에피소드이다.

평생「오르가슴」을 못 느끼는 여성이 10%, 우리나라는 20% 정도
이다.

그러나 이를 방치하지 않고 해결책을 쓰면 좋아진다.

해결책으로는「자위행위」나「질수축력훈련」을 1~2개월 하면 좋아
진다.

또 여성이 성감이 예민한 부분을 남편에게 말해 줘서 집중적으로
그 곳의 애무를 받는다. 남편도 이걸 얘기한다고 이상하게 생각하
면 안 된다. 어차피 부부는 일심동체(一心同體)니까.

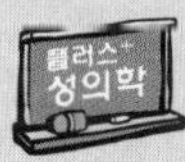

성기능 장애가 생기는 이유

성기능 장애의 대부분이 과다한 업무에서 오는 스트레스나 정신적인 원
인에 의한 것으로 간주되어 왔으나, 50% ~ 80%까지 그 원인이 신체적
인 이상으로 밝혀졌다.

정상적인 성기능은 정신계, 신경계, 혈관계, 내분비계 및 음경해면체 등
신체 여러 기관이 건강하게 제 기능을 다할 때 이루어진다. 이중 한 부분
에 이상이 생기면 정상적인「발기」는 이루어질 수 없다. 당뇨병의 경우,
「음경」의 신경계통과 혈관계통 모두에 이상이 생겨 자주 성기능 장애가
발생된다. 따라서 정상적인 성기능이란 건강의 지표와도 같다고 할 수 있
기 때문에 성기능에 문제가 생겼을 때는 지체없이 진료를 받아야 한다.
그렇게 하면, 성기능 자체의 치료뿐만 아니라, 다른 전신질환을 조기에
발견하고 예방할 수 있다는 이점도 있다.

언제나 최하위

거시기는 친구들과 무슨 내기를 하더라도 항상 최하위를 했다. 하루는 친구 집들이에 가서 고스톱을 쳤는데 역시 최하위를 하게 되었다. 고스톱이 끝나고 친구들과 가볍게 맥주를 마시면서 '아내를 사로잡는 비결!'에 대해서 서로 이야기를 나누게 되었다.

친구 1 : 나는 아내에게 감미로운 키스를 해 주지.

친구 2 : 나는 가슴에다 키스를 해 주네. 그러면 아내는 대단히 좋아하지.

친구 3 : 나는 배꼽에다 키스를 해 준다네……

그러자 친구들의 말을 듣고 거시기는 투덜거리며 말했다.
"쳇, 이번에도 내가 최하위로구먼. 제기랄!"

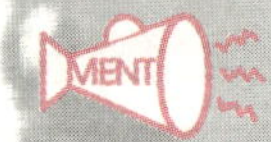 남자는 대부분 자기가 여자에게 잘해준다고 생각하고, 여자는 대부분 자기가 그 남자의 유일한 여자인 줄 안다.

? 「사정」할 땐 절대로 오줌을 눌 수 없다?

요도는 방광 바로 밑에 있는 「전립선」을 관통하여 성기의 「해면체」를 따라 밖으로 튀어나와 있다. 요도 괄약근은 「전립선」을 중심으로 두 군데 위치하고 있으며 수도꼭지 역할을 한다. 방광과 「전립선」사이의 연결 부위는 「내괄약근」이라 하고, 「전립선」밑에 있는 부위를「외괄약근」이라고 한다. 방광에서 요도를 통하여 소변이 나오기 위해서는 「복압」이 올라가고 방광의 수축이 이루어져야 하며 요도의 괄약근이 열려야 비로소 소변이 세상 밖으로 시원하게 나오는 것이다. 「전립선」으로 둘러싸인 요도 내에는, 「전립선」액이 나오기 위한 여러 개의 작은 구멍들이 있으며, 「정관」과 「정낭」에 연결되어 있는 2개의 「사정관」이 있다. 성적 흥분이 시작되면 「전립선」으로 둘러싸인 요도 내부로 구멍들을 통하여 「정액」이 나와 고여 있게 된다. 이때 자동적으로 방광과 요도를 연결하는 부위가 막히면서 방광 내로 「정액」이 역류하는 것을 막는 동시에 「정액」이 소변과 섞이는 것도 막아주는 것이다. 그러다가 「사정」을 참지 못하는 점에 이르게 되면 「외괄약근」이 열리면서 「회음부」근육이 강렬한 수축을 일으키는 것이다. 동시에 요도 내에 고여 있던 「정액」은 마치 100m 달리기라도 하듯이 요도 밖으로 힘차게 사출(射出)되어 나간다. 흥분이 되어 「사정」을 하기 직전에 소변을 보려하면 소변이 안 나오는 이유는 이와 같이「내괄약근」이 「정액」과 소변이 섞이지 않도록 막고 있기 때문이다.

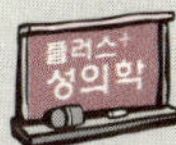 임신 중 안심할 수 있는 「체위」는?

「질」의 구부러진 형태와 자궁구의 위치는 사람에 따라 다르다. 따라서 안심할 수 있는 「체위」란 있을 수 없다. 어떤 사람에게는 매우 편안한 「체위」가 어느 사람에게는 괴로운 경우도 있기 때문이다. 이렇듯 성관계는 매우 개인적인 문제로 당신이 괴롭지 않은 「체위」가 가장 안심할 수 있는 「체위」라고 할 수 있다. 여기서 말하는 안심이라고 하는 의미는 자궁구를 자극하지 않고 자궁을 압박하지 않는다는 것을 의미한다.

JOKE

체온계

회사 일이 생각보다 빨리 끝난 거시기는 일찌감치 집에 돌아와
보니 아내와 주치의가 함께 침대에 올라가 있는 것이 아닌가!
눈이 뒤집힌 거시기가 눈을 부릅뜨고 말했다.

거시기 : 이봐요, 의사 선생! 지금 뭐 하는 중이요?
의　사 : 에에……. 부인의 체온을 재고 있는 중입니다.
거시기 : 어쭈구리, 그래?

거시기는 이불을 젖히며 말했다.
"지금 당장 내 마누라에게 들이밀고 있는 것을 빼내서, 눈금이
새겨져 있지 않으면, 넌 오늘 죽는 줄 알아!"

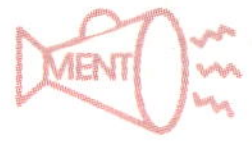

아내는 남자에게 최상의 행운도 되고, 최악의 불행도 된다.

? 여자가 「오르가슴」을 못 느끼고 성관계가 끝나면 몸이 무겁다?

여자가 흥분하면 동맥의 피가 골반으로 들어가 모인다. 골반으로 들어간 피는 「오르가슴」을 느껴야 급속도로 빠져나가는데, 「오르가슴」을 느끼지 못하면 피가 고여 있어 몸이 무겁다. 따라서 남자가 일방적으로 끝내고 돌아누워 코를 골고 자면, 여자는 흥분만 된 상태에서 「오르가슴」을 느끼지 못했기 때문에 골반이 묵직하고, 짜증나고, 아프기도 한다. 이러다 보면 「성기피증」이 생긴다.

여성은 혼자 「자위행위」를 하면 5분 안에 「오르가슴」에 올라가지만, 남편과 성관계를 하면 최소한 20분 정도는 끌어줘야 「오르가슴」을 느끼게 된다.

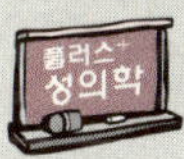

똥침과 키스의 공통점 10가지

① 깊을수록 아프다.

② 아픔이 오래 남는다.

③ 면역이 되지 않는다.

④ 경험하지 못한 사람들은 그 맛을 모른다.

⑤ 찌르고 비빌 때의 느낌은 말로 다 못한다.

⑥ 정확한 테크닉을 위해서는 연습이 필요하다.

⑦ 가끔 예고없이 하는 경우도 있다.

⑧ 간혹 상처가 생기기도 한다.

⑨ 너무 격렬할 땐 숨쉬기조차 어렵다.

⑩ 한번 하면 또 하고 싶어진다.

고해성사

여드름이 땀띠처럼 무성하게 난 사춘기의 청소년이
신부님께 고해성사를 했다.
"아버님이 스트립쇼같은 거 하는 데는 절대로 가지 말라고
하셨는데, 어제 친구들과 함께 휩쓸려 놀다가 그만 가고
말았습니다."
신부님이 입가에 엷은 미소를 띠면서 물었다.
"그래서 보지 못할 것을 보았구나!"
"예, 맨 앞줄에서 담배를 피우고 계신 아버님을 보고
말았습니다."

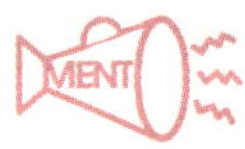 여자는 관계 지향적이고, 남자는 목표 지향적이다.

이 책의 정보는 최신 성의학 정보에 의해 수정 될 수 있습니다.

니코틴은 「발기력」을 저하시킨다?

담배는 불량식품 차원을 넘는 마약이다.

담배를 피우면 혈관 벽이 수축될 뿐만 아니라 니코틴찌꺼기는 혈관 벽에 집착되어 혈액순환까지 방해한다. 또한 심장질환이 있는 경우에 담배를 피운다면 급작스러운 심근경색을 일으켜 위험한 결과를 초래할 가능성이 높다. 그 중에는 암을 유발시킬 가능성이 큰 발암성 물질만도 50여가지가 넘는다. 성생활에서도 담배는 백해무익(百害無益)하다. 담배 속에 포함된 니코틴은 성기의 「발기력」을 떨어뜨리는 주범이다. 니코틴이 혈관 벽을 막거나 중추신경을 마비시켜 「음경해면체」내로 혈액이 유입되는 것을 막기 때문이다. 담배의 강력한 중독성 때문에 미국 식품의약국(FDA)은 담배를 기호품이 아닌 마약으로 규정하고 있다.

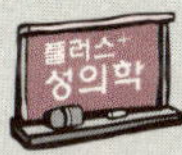

알코올 도수와 스태미나

알코올의 양이 같다고 했을 때 위스키, 포도주, 맥주 중 어떤 술이 가장 스태미나에 도움을 줄까? 스웨덴 생리학자「굴드베르그」교수의 실험에 따르면 맥주가 최고라는 결론이 나왔다. 또 졸음의 지표가 되는 안구의 원운동은 포도주가 제일 높게 나왔다. 따라서 성관계를 위한 잠자리에 들 때는 맥주가, 그냥 잠자리에 들 때는 포도주가 좋으며, 과음은 건강을 해친다. 가볍게 한잔 정도가 좋다.

만 번에 한번

세 쌍둥이를 낳은 산모에게, 짙은 화장을 하고 다니는 노처녀
친구가 축하인사를 하러 왔다.

산모는 그 친구에게, 세 쌍둥이는 만 번에 한번 꼴로 생긴다는
의사의 말을 자랑스럽게 전해주었다.

그러자, 친구가 깜짝 놀라며 소리쳤다.

"애! 넌 그럼, 집안일은 언제 했니?"

 화장 두께와 여자의 지성은 반비례한다.

❓ 「정액」의 양은 일정한 한계가 있다?　Ｘ

남자의 「정액」의 양에는 일정한 한계가 없다.

남자가 「정액」을 계속 방출하면 어느 순간에 가서는 나오지 않는다
고 생각을 하는 경우가 많은데, 이것은 잘못된 상식이다. 건강한 성
인 남자의 건강한 정자라면 죽을 때까지 만들어지므로 이것은 전혀
근거 없는 낭설이다. 샘물은 퍼낼수록 맑은 물이 나온다.

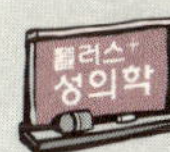

「정액」 테스트

① 「정액」이 힘없이 똑똑 떨어지듯이 나올 때. 이때는 여타의 「사정시스템」
　이 정상적이라고 가정할 경우 정신적인 스트레스가 심한 경우다.

② 「정액」의 농도가 묽고 현저히 적을 때. 이때는 신체의 발육상태를 포함
　하여 몸 전체가 쇠약해진 경우다.

③ 「정액」이 보통 때보다 냄새가 심할 때. 이때는 몸의 영양상태가 고르지
　못하다는 얘기가 된다.

④ 보통 때는 화산처럼 분출하던 「정액」이 힘없이 나올 때. 이것은 「발기력」
　이 온전하다 할지라도 「사정시스템」에 이상이 있다.

⑤ 아예 「정액」조차 나오지 않을 때. 이때는 너무 잦은 성생활을 하고 있거
　나, 몸이 전체적으로 좋지 않은 경우다.

단골손님

매춘업을 하는 여자의 집에서 길러졌던 앵무새가 길에 버려졌다.
마침 이 곳을 지나던 마음 착한 부인이 버려진 앵무새가 불쌍해서
자기 집에서 기르고자 데려왔다.
다음 날, 이 앵무새가 부인을 보더니 하는 말,
"아니, 마담이 바뀌었잖아?"
두 딸이 들어오자,
"아니? 색시들도 바뀌었네!"

저녁이 되어 남편이 들어오자,
"어럽쇼? 단골손님은 그대로네!!!"

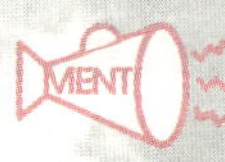 실연한 남자는 술집 손님이 되고, 실연한 여자는 술집 종업원이 된다.

흔히 여성들이 한바탕 웃은 후에 팬티가 젖어 있더라는 얘기를 한다. 증상이 심한 경우에는 기침, 재채기, 줄넘기, 달리기 등 배에 힘이 들어갈 때 자신도 모르게 오줌이 흐르기도 한다. 이렇듯 자신의 뜻과는 달리 오줌이 새어나오는 것을 「요실금」이라 한다. 이것은 소위 오줌이 자주 마렵고 시원치 않은 「오줌소태」와 구분된다.

왜 이런 일이 벌어질까? 왜 이런 일들이 남성에게는 별로 없고 여성들에게만 흔히 나타나는 것일까? 남성과 여성의 신체구조를 살펴보면 그 해답을 알 수 있다.

바로 남성의 성기는 밖으로 돌출 되어 있는 데 비해, 여성의 성기는 돌출 된 부분이 없다는 것이다. 그래서 남성의 요도는 전체 길이가 15cm가 넘지만 여성의 요도는 4cm에 불과하다.

이렇게 요도가 짧다보니 오줌이 나오는 것을 참으려 해도 제대로 막지 못하고 소변을 지리는 경우가 생기는 것이다. 이런 사람들의 과거 병력을 알아보면 아이를 많이 낳았거나, 난산을 한 경험이 있는 경우가 많다. 아주 심한 경우에는 여성용 패드를 사용하기도 한다.

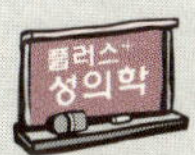

공과 여자

① 10대 : 럭비공. 왜? 따라다니는 사람도 많고, 성격이 어디로 튈지 모른다.

② 20대 : 축구공. 왜? 따라다니는 사람이 반으로 줄고 성격이 어디로 튈지 감잡는다.

③ 30대 : 농구공. 왜? 따라다니는 사람이 10명밖에 안 된다.

④ 40대 : 골프공. 왜? 따라다니는 사람이 한 명뿐이고, 잃어버려도 찾지 않는다.

⑤ 50대 : 탁구공. 왜? 서로 '너 가져라!'고 건네준다.

⑥ 60대 : 피구공. 왜? 피해 다니느라 정신없다.

공정한 평가

가정부의 음식 솜씨와 빨래 솜씨를 호되게 나무라는 사모님이 있
었다.

사모님 : 너는 더 이상 우리 집에 있을 필요가 없으니 짐 싸 가지
고 나가라!

가정부 : 여기를 나가기 전에 한마디 이야기 해 두고 나가겠어요.

사모님 : 그게 뭔데?

가정부 : 아저씨의 말씀에 따르면, 음식과 살림 솜씨는 제가 사모
님보다 훨씬 뛰어나다고 했어요. 그뿐만 아니라 침대에
서도 제가 더 낫다고 하던데요…….

사모님 : (당황해 하며) 아니……. 우리 그이가 그런 말을 해?

가정부 : (당당하게) 아니요! 운전기사 아저씨가요!

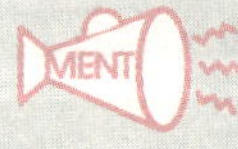

신데렐라 콤플렉스는, 모든 여자들의 희망사항이자 공통사항이다.

「조루」는 「사정」을 조절하지 못하는 것이다?

「조루」는 자기 마음대로 「사정」을 조절하지 못하는 것을 말한다.
「발기」는 무의식적이지만 「조루」는 대뇌에서 「사정」을 조절하지 못하는 것으로, 신경전달 호르몬인 「세르토닌」의 시스템에 문제가 있는 것이다. 그리고 유전적인 경우도 있다.

전체 남성의 37%가 「조루」인데, 그 중 50%가 20대이고 총각이 대부분이다. 왜냐하면 누가 볼까 걱정되어 신속히 하는 것이 습관화되어있기 때문이다. 치료 확률은 99%이다. 치료방법은 「자위행위」할 때 감도를 '0~10'으로 할 때 '7' 정도가 되면(7을 넘으면 통제가 안 된다), 「귀두」부분을 힘 있게 4초 정도 누른 후 힘을 빼고, 다시 이것을 반복하여 「사정」(20분 정도)을 조절한다. 간단하지만 효과적이다.

물론 약물요법도 있지만 점차 약물 의존도를 낮추고 행동요법으로 옮겨가는 것이 좋다.

다른 방법으로, 부인의 「질」안에 넣고 20분 정도 움직이지 말고 가만히 있는 것도 좋다. 이것은 「질」안에서 「음경」이 오래 버티는 연습으로 근육의 기억력을 길게 한다.

실제로 여성들은 「피스톤운동」보다 가만히 있는 것을 더 좋아한다.
조루에 도움이 뇌는 「체위」로는 여성상위 > 측면위 > 남성상위 순이다.

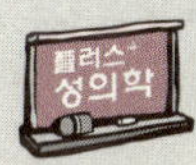

지루증

지루증은 발기는 잘 되는데, 아무리 해도 사정이 되지 않는 증상을 가리키는 것이다. 성관계를 시작해 사정하는 데까지 30초도 안 걸리는 조루증 환자들이 들으면 부러워할 이야기겠지만 속사정은 전혀 그렇지가 않다. 지루증이 있는 사람들은 몇 시간씩 성관계를 계속해도 사정이 안 돼 끝내 절정의 순간을 맛보지 못한다. 말 그대로 '지루'하게 성관계를 하지만 사정을 못해(오르가슴을 느끼지 못해) 아무 희열도 느끼지 못하는 질환이다. 지루증은 일부 약물과용에 의한 경우를 제외하곤 대부분이 심리적 원인에 의해 발생한다. 때문에 지루증의 치료는 심리적 치료에 치중해야 한다.

내 덕

아프리카를 탐험하던 세 사람이 길을 잃고 식인종의 포로가 되었다. 살려 달라고 애원을 하자 식인종은 세 명의 거시기를 합해서 30cm만 되면 살려 주겠다고 했다. 다행히 한 사람은 25cm, 다른 한 사람은 4cm, 남은 한 사람은 1cm여서 겨우 살아나게 되었다. 식인종에게 풀려난 세 사람은 다음과 같이 말했다.

25cm : 내가 아니었으면 우린 모두 죽었을걸!

4cm : 그래도 난 1cm보다 네 배나 길단 말이야!

1cm : 까불지 마! 내가 흥분하지 않았다면 너희들은 모두 죽었어!!!

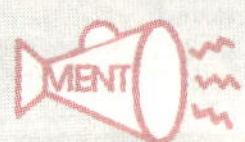

남자들은 어떤 주제에 대해 몇 시간이고 이야기 할 수 있다.
그러나 여자들은 아무런 주제없이도 몇 시간이고 이야기 할 수 있다.

? 아침발기(morning rise)가 잘되면 스포츠 승률이 높다?

「남성호르몬」으로 알려진 「테스토스테론」은 사랑의 성분이다. 이 호르몬은 아침 동틀 무렵에 가장 높게 나타나는데, 남성들이 별다른 이유 없이 아침에 「발기」하는 것은 바로 이 때문이다. 이것을 '아침발기'(morning rise)라고 한다.

「테스토스테론」은 때론 공격적 행동을 유발시켜 원치 않는 돌발사태를 만들어 내기도 하지만, 운동선수들에게 있어선 이것의 농도가 높을수록 승자가 될 확률이 높아지는 것이다. 흥미로운 결과로, 감옥에 수감된 죄수들을 상대로 한 연구결과에 따르면 「테스토스테론」수준이 높을수록 초범 연령이 낮아진다는 것이다.

젊은 남성이 사업에서부터 일상생활에 이르기까지 여성보다 더 활달한 이유는 바로 이 물질에 의한 것이다. 그래서 "아침발기가 되지 않는 남자에게는 돈도 꾸어주지 말라!"는 말도 있다.

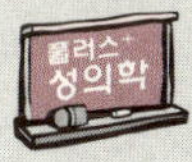

일기장의 변화

어떤 남자의 일기장

① 20살 되던 날 : 오늘 20세가 되었다. 두 손으로 해도 페니스를 꺾어 굽힐 수가 없다.

② 30살 되던 날 : 오늘 30세가 되었다. 아직도 두 손으로 페니스를 꺾어 굽힐 수가 없었다.

③ 40살 되던 날 : 오늘 40세가 되었다. 역시 두 손으로 페니스를 꺾어 굽히지 못했다.

④ 45, 50, 55세 때에도 똑같이 적혀 있었다. 그런데—

⑤ 60살 되던 날 : 드디어 오늘은 꺾을 수가 있었다. 내 힘이 강해진 게 틀림없다…….

아내만 몰라

만복이와 거시기가 커피 자판기 앞에서 대화를 나누고 있었다.

만복이 : 무슨 일이야? 안색이 안 좋은데 무슨 일 있어?

거시기 : 곧 애 아빠가 될 것 같아.

만복이 : 저런, 축하해야 할 일이구먼. 그런데 왜 자넨 우그러진
　　　　얼굴이야?

거시기 : 응, 그게 그러니까……. 내 아내만 그 사실을 모른단
　　　　말이야.

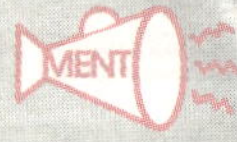

요즘 여자 외박하는 남자는 용서해도, 속옷 뒤집어 입고
들어오는 남자는 용서 못한다.

대부분의 남자는 한때의 바람기가 부부관계에 영향을 미치지 않는다고 믿는다. 왜냐하면 남자들은 섹스와 사랑을 별개의 것으로 생각하기 때문이다. 그러나 여자는 섹스와 사랑은 서로 떼어놓을 수 없다고 본다. 그래서 다른 여자와의 성관계는 최악의 배신행위이고 그래서 충분한 이혼사유가 된다고 본다.

게다가 남자의 두뇌는 철저하게 구획(區劃)화 되어 있기때문에 한 번에 하나씩만 생각하게 되어 있다. 그래서 남자에게 있어서 섹스는 섹스이고, 사랑은 사랑일 뿐이다. 그러나 여자는 그렇지 못하다. 이 때문에 많은 여자들은 외도가 아무것도 아니라는 남자의 말을 이해 (?)하지 못한다.

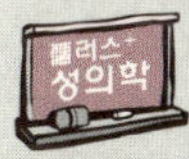

남자의 특성

남자는 자신의 감정을 추스르기에 앞서서 우선 성관계부터 하려들고, 여자는 남자로부터 부드러운 감정을 전달받지 못하면 성관계의 충동을 별로 느끼지 못한다. 여자들은 현대 남성이 이런 생물학적 장치로 구조화되어 있다는 사실을 이해하고 그것을 잘 다루기 위한 전략을 개발해야 한다. 여자들은 그들의 어머니로부터 남자가 원하는 것은 단 한 가지, 성관계밖에 없다는 가르침을 받았다. 그러나 그것은 100% 정확한 판단이라고 볼 수 없다. 남자도 사랑을 원한다. 여자는 마음이 열려야 몸을 열고 남자는 몸을 열어야 마음을 연다.

벙어리 부부의 신혼여행

벙어리 부부가 신혼여행을 갔다. 호텔 방에서 신부가 수화로 물었다.

신부 : 당신, 콘돔 가지고 왔어요?

신랑 : 아, 참. 그걸 깜박 잊었군.

신부 : 그것 없이는 난 싫어요.

신랑 : 하지만 약국에 가서 어떻게 설명하지?

신부 : 간단해요. 약국까지 갈 필요도 없어요. 프런트에 가서 당신 물건을
보여주고 만원을 주세요. 그 사람들은 경험이 많아서 당신이 뭘
원하는지 금방 알 거예요.

신랑은 옷을 주섬주섬 입고 나갔다가 한참 후에 시무룩한 얼굴로 되돌아
왔다.

신부 : 아니, 콘돔은 어쩌고 그냥 왔어요?

신랑 : 자기가 시킨 데로 프런트에 가서 만원을 올려놓고 내 물건도 꺼내서
보여주었지. 그런데 프런트 안내인도 나처럼 만원을 꺼내어
내 돈 위에다 올려놓더니, 자기 물건도 끄집어 내지 않겠어?

신부 : (의아한 눈초리로) 그래서요?

신랑 : 개 물건이 내 것보다 컸어. 그래서 개가 2만원을 몽땅
가져가 버렸어.

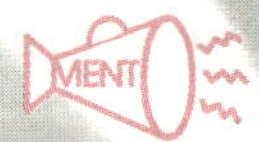

첫날밤 신랑의 고민은, '사랑한다고 말하고 난 후 팬티를 벗겨야
하나, 아니면 팬티를 벗기고 난 후 사랑한다고 말해야 하나?'

? 여자도 섹스와 사랑을 별개의 것으로 생각할 수 있다? X

여자에게 있어서 섹스는 곧 사랑이기 때문이다. 여자의 마음속에서 남자가 바람을 피운 것에 대해 괘씸하게 생각하는 것은 다른 여자와 성관계를 가졌다는 것이 아니라, 남자에 대해 갖고 있던 그녀의 정서적인 연계와 믿음을 여지없이 박살냈다는 그 것이다.

반대로 여자가 바람을 피우고서 아무런 의미도 없는 것이었다고 말하면 그건 거짓말일 가능성이 높다. 여자가 섹스의 최종(最終)선을 넘어가기 위해서는 새로 나타난 그 남자와 정서적 유대를 느껴야만 가능하기 때문이다.

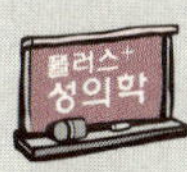

여자의 후각

여자는 남자보다 후각이 더 발달됐다. 재미있는 것은 여성은 다른 향기보다 남성의 체취에 더욱 민감하다. 이는 「여성호르몬」인 「에스트로겐」때문이다. 「에스트로겐」은 배란기에 최고도로 분비되는데 이 때 여성의 후각이 가장 예민해지고 생리 때보다 최고 100배 이상 냄새를 잘 맡는다.

얼마나 했으면

신혼여행에서 돌아온 새색시에게 노처녀인 친구가 물었다.

"신혼여행은 어땠어?"

새색시가 종이 한 장을 건네주며 친구에게 말했다.

"이 종이를 접을 수 있는 데까지 접어봐."

친구는 몇 번인가 접고 나서 결국엔 이렇게 말했다.

"더 이상 못 하겠어."

그러자 새색시가 말했다.

"그렇게 말했어, 우리 그이가."

첫날밤 신부의 고민은, 신랑이 팬티를 벗길 때 엉덩이를 들어야 하나 말아야 마나.

❓ 최음제를 먹으면 효과가 있다?

민간에 널리 알려져 있는 수백 가지 최음제 중에서 그 효능이 과학적으로 인정된 것은 단 하나도 없다. 이런 최음제는 소위 플라시보 효과(placebo effect : 그렇다고 생각하면 그렇게 되는 것)를 근거로 기능을 발휘하는 것이다. 심지어 일부 최음제는 성욕을 억제하거나 무산시켜버리기도 하며, 신장에 자극을 주어 가려움이나 발진을 일으키는 등의 부작용을 초래하기도 한다.

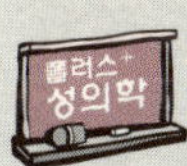

수탉효과

수탉은 호색을 즐기는 가축으로서 암탉과 쉴 새 없이 교미를 할 수 있는 데, 한번 짝짓기에 60회 이상의 교미를 한다. 그러나 수탉은 동일한 암탉과 하루에 5회 이상 교미하지는 못한다. 여섯 번째가 되면 완전히 흥미를 잃어서 도무지 「발기」가 되지 않지만 새로운 암탉을 들이대면 처음 교미하는 것처럼 원기를 회복한다. 이것이 소위 「수탉효과」이다.

한편, 건강한 젊은 남자의 경우, 그 횟수는 대강 5회이다. 컨디션이 좋은 날, 그는 같은 여자와 5회까지는 성관계가 가능하다. 그러나 대체로 6회부터는 불능의 상태에 빠진다. 그러나 새로운 여자를 만나면, 수탉과 마찬가지로 금방 원기를 회복하여 「발기」가 되는 것이다.

혼자 사는 할머니

할머니 혼자 사는 집에서 초보 강도가 강도질을 하다가 그만 들키고 말았다. 할머니는 도망치려는 강도의 가랑이를 붙잡고 말했다.

"괜찮아. 내가 살면 얼마나 더 살겠어. 다 가져가. 대신 말이야, 요샌 강도들이 물건만 훔쳐 가는 게 아니라 혼자 사는 여자를 강간하고 간다며? 어디 한번 시원하게 강간이나 해주고 가."

"예~에? 싫어요, 할머니. 할머니랑 어떻게 해요? 저 그냥 갈래요."

"너 그러면 신고한다!"

"알았어요, 할머니. 대신 바쁘니까 다섯을 셀 때까지만 할게요."

"다섯? 알았어. 대신 숫자는 내가 셀게, 약속 지켜!"

드디어 일이 벌어지며 할머니다 세기 시작했다.

"하나 둘 셋 넷, 둘 둘 셋 넷, 셋 둘 셋 넷, 넷 둘 셋 넷, 하나 둘 셋 넷, 둘 둘 셋 넷, 셋 둘 셋 넷……."

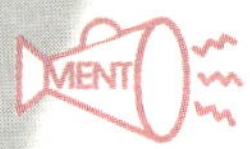

강도는 돈 아니면 생명을 요구하지만, 여자는 둘 다를 요구한다.

성관계 시간을 길게 끌어야 「오르가슴」에 도달할 확률이 높아진다?

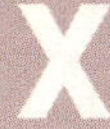

이것은 잘못된 상식이다. 30분 이상을 끄는 성관계는 체력 낭비!

성관계 시간은 20~30분 정도가 가장 적당하다. 이 정도의 시간이면 두 사람 모두 오르가슴을 잘 느낄 수 있다. 중년여성을 기준으로 조사한 것에 따르면 여성은 삽입 후 15분 이내에 「오르가슴」을 느낀다고 한다. 또 성 경험이 많은 여성일수록 「오르가슴」을 느끼는 데 시간이 덜 걸린다고 한다.

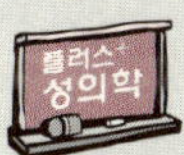

부부간에 성관계를 자주 가지면 오래산다.

영국의 한 의학박사가 10여 년 간 연구 끝에 내린 결론은 일주일에 적어도 두 번 이상 성생활을 즐기면, 그렇지 않은 사람에 비해 1.5배정도 오래 살고, 독수공방하는 독신남녀는 이들에 비해 사망률이 두 배 이상 높다고 결론지었다.

그러나 부부간에 성관계를 자주 하면 오래 살지만, 옆집과 자주하면 요절한다. 왜? 맞아죽기 때문이다.

천만다행

모 재벌 회장 사모님이 실명 직전에 수술을 받고 완치됐다. 다시 광명을 찾은 사모님은 치료비 만으로는 감사 표시를 충분히 할수 없어 사모님은 극구 사양하는 과묵한 성격의 호감이 가는 의사에게 그림을 선물하기로 작정하고, 일류화가에게 의뢰하여 병원 로비 벽에다 온통 눈알을 잔뜩 그려 보답했다.

이 사실을 알게 된 신문기자들이 앞 다퉈 취재 경쟁을 벌였다. 눈알이 잔뜩 그려진 그림 앞에서 회장부부와 기념촬영을 마친 담당 의사에게 한 기자가 물었다.

"이 그림을 처음 보았을 때 느낌이 어땠습니까?"

의사가 마른침을 한번 꿀꺽 삼킨 다음 한숨을 쉬며 대답했다.

"산부인과 의사가 안 된 것을 천만다행이라고 생각했습니다."

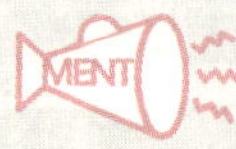
만약 여자가 당신에게 말을 많이 하면 그녀는 당신을 좋아하는 것이다.
만약 그녀가 당신에게 말을 하지 않는다면, 당신을 별 볼 일 없다고 생각하는 것이다.

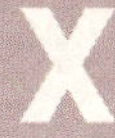

흑인들의 피부가 그토록 검은 이유는 이 「멜라닌색소」가 백인보다 많기 때문이다.

여성의 성기 역시 「멜라닌색소」의 작용에 의한 것인데, 여성의 성기의 색이 검다고 해서 성관계를 많이 한 것은 아니라, 그 색은 태어나면서부터 정해진다. 유두도 마찬가지다.

여자의 성기 색이 그 여자의 경험을 알 수 있는 척도라고 생각하는 남자들의 그릇된 성 지식이 이런 속설을 만들어 낸 것에 불과하다.

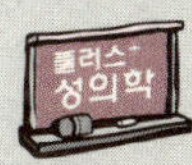

여자의 단계별 반응

남녀가 한자리에 있을 때, 여자의 반응으로 본 관계진전 정도는 다음과 같다.

① 1단계 : Oh! Do not touch me!

② 2단계 : Oh! Do not touch.

③ 3단계 : Oh! Do not.

④ 4단계 : Oh! Do.

⑤ 5단계 : Oh!

동양여성보다 서양여성이 「오르가슴」을 더 많이 느낀다. 이것은 서양남성의 성기가 크기 때문이 아니라 분위기와 애무에 의한 것이 대부분이다.

레인코트

거시기 부부의 열한 번째 아이를 받아낸 의사가 거시기를 불러 상담했다.

"거시기 씨, 축구팀 만드실 일 있습니까? 이제는 선수들도 꽉 찼으니 피임을 해야 한다고 생각지 않으세요?"

그러자 거시기가 난처하다는 듯이 말했다.

"의사 선생님, 그렇게는 못합니다. 우리에게 아이를 보내주시는 건 신의 뜻입니다."

의사가 대꾸했다.

"맞는 말이지요. 하지만 비도 신이 내려주시는 건데, 우리는 젖는 게 싫어 우산을 쓰잖아요?"

"네~에……!"

"다음부턴 비옷을 입도록 하세요."

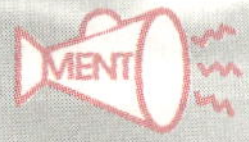 남자에게 조언이 도움이 되는 때는, 오직 그가 먼저 청했을 경우이다.

어떤 사람은 「조루」를 막기 위해 콘돔을 2겹, 3겹으로 끼고 하는데 모두 헛일이다.

「조루」는 「귀두」부분의 감각신경 때문이 아니다. 「조루」는 대뇌에서 「사정」을 조절하지 못하는 것으로, 신경전달 호르몬인 「세르토닌」의 시스템에 문제가 있는 것이다. 이것은 최신 세계 의학계의 정설로 차라리 「음경」을 「질」안에 넣고 오래 버티기(?)를 하는 편이 낫다.

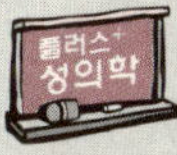

「정상위」로 성관계를 하면 여자의 엉덩이가 퍼질까?

생리적으로 여자는 나이가 들수록, 특히 개인차이는 있지만 아이를 낳게 되면 일반적으로 골반이 커지게 된다. 따라서 엉덩이가 커지기 때문에 퍼져 보이는 것이지, 「정상위」로 성관계를 했기 때문에 퍼지는 것이 아니다.

계산

예쁜 아가씨가 할머니와 함께 옷감을 사러 시장 포목점엘 갔다.

예쁜 아가씨 : 이 옷감 한 마에 얼마예요?
주인 아저씨 : 한 마 정도는 키스 한 번만 하다면 그냥 드릴 수도
있습니다.

예쁜 아가씨 : 어머! 정말이세요?
주인 아저씨 : 정말입니다.

예쁜 아가씨 : 그럼 다섯 마만 주세요.
주인 아저씨 : (즐거운 표정을 지으며) 여기 있습니다!
그~럼 이제 키스 다섯 번 해야지요?

예쁜 아가씨 : 계산은 할머니가 하실 거예요!

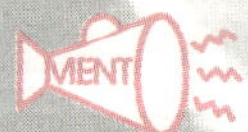
남자는 여자와 얼굴을 맞댄 상태에서는 거짓말을 잘하지 못한다.
반면 여자는 대면 상태에서도 남자에게 비교적 쉽게 거짓말을 한다.

? 키가 크면 「음경」도 크다?

「음경」은 결코 키와 비례하지 않는다. 그렇다고 반비례도 아니다. 더욱이 우리가 흔히 보는 「음경」은 겉으로 보이는 부분만이 전부가 아니다. 「음경」의 구조 자체는 몸 안에까지 이어진다. 그 가운데 요도는 「전립선」의 중심을 지나 방광까지 이어져 있고, 「해면체」의 원통부위는 골반까지 쭉 이어져 있으며, 그 연장선이 혈관과 골반근, 그리고 뼈까지 연결돼 있는 것이다. 많은 남자들은 자신의 성기 사이즈에 대해 열등의식이 있다. 사실 사우나나 공중목욕탕, 그리고 간혹 잡지에서 「발기」전의 모습은 다양하게 다를 수 있어도, 「발기」된 크기를 직접 맞대보지 않으면 크기에 대한 의문은 쉽게 풀어지지 않는다. 이미 말했지만, 여자를 만족시킬 사이즈는 최저 「발기」시 최저 7㎝면되고, 2세를 낳는 데는 5㎝면 아무 문제없다.

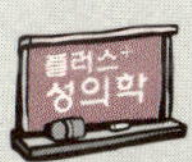

여성의 가치관

다음의 자료는 여성의 나이별로 나타난 가치관이다.

남편이 바람을 피우면 이혼을 하겠다는 응답이 30세 이하의 여자들은 44%, 30대의 여자들은 32%, 40대의 여자들은 28%, 60대의 여자들은 그 비율이 11%로 낮아졌다. 이러한 수치는 나이가 젊을수록 남자의 외도를 묵인하지 않는다는 뜻이 되고, 남자의 정절이 여자의 가치관에서 높은 위치를 차지하고 있음을 보여준다.

1회 사용료

고급호텔에서 첫날밤을 화끈하게 보낸 신랑이 체크아웃을 하며 물었다.

"사용료가 얼마입니까?"

"더블베드 객실 사용료는 1회에 15만원입니다."

신랑은 그만 입이 딱 벌어져 한참 동안 서 있다가 제정신이 든 듯 지갑을 열며 투덜거렸다.

"젠장 무지하게 비싼 방이로군."

그러고는 카운터 위에 75만원을 올려놓았다.

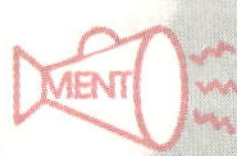

남자는 '어우동' 과 연애하고 '심청이' 와의 결혼을 바라고, 여자는 '이수일' 과 연애하고 '김중배' 와의 결혼을 바란다.

성관계를 자주하면 유방이 커진다?

성관계 시 흥분을 하면, 유방에 피가 모이면서 사이즈가 커지는 것 (25%에서 많게는 50% 정도)뿐이지 유방자체가 커지는 것과는 아무 관계가 없다.

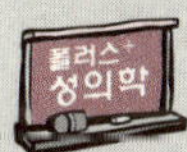

도대체 남들은 몇 번을 하나?

중국의 「옥방비결」에 의하면 20대에는 2일에 1번, 30대에는 3일에 1번, 40대에는 4일에 1번, 50대에는 5일에 1번, 그리고 60대에는 회갑도 지났으니 금욕하라고 적혀있다.

그렇다면 실제 나이에 맞는 성관계 횟수는 얼마일까? 물론 개개인의 체력이나 생활 여건 등에 따라 다르겠지만, 보통 남자의 경우라면 1년이면 50번~100번, 일생에 3,000~5,000번의 성행위를 갖는다는 보고가 있다. 성과 관련해서는 육체노동자가 정신노동자보다 더 강하며, 여성은 남성과는 달리 횟수에 제한을 받지 않는다고 한다.

결론적으로 말하고 싶은 것은, 횟수가 많다고 무조건 강한 남성이라고 할 수 없다는 것이다. 한번의 성행위라도 상대에게 사랑을 충분히 전달할 수 있다면 이보다 더 큰 의미를 갖는 것은 없다. 우리나라 부부들의 평균 성관계 시간은 1위가 5분이다.

초스피드 효과

「발기부전」으로 고민하는 거시기에게 만수가 말했다.

"좋은 수가 있어. 빵을 먹는 거야. 빵 속에 있는 효모는 부풀게 하는 작용을 하잖아. 내 말이 무슨 뜻인지 알지?"

"그래, 맞았어! 충고 고마워."

거시기는 눈썹을 휘날리며 제과점으로 달려갔다.

"저, 빵 100개 주세요."

"아니 혼자서 빵 100개를 어떻게 다 드세요? 내일이면 딱딱하게 굳어질텐데."

그 말을 들은 거시기는 입이 찢어져라 웃으며,

"아니 그렇게 빨리 효과가 나타나요?"

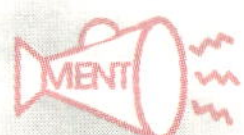

남자는 알아주는 이를 위해 모든 것을 걸고, 여자는 사랑하는 이를 위해 모든 것을 준다.

? 성적 기능도 기계처럼 안쓰면 녹슨다?

옛사람들은 인간은 태어나면서부터 성관계를 할 수 있는 횟수가 정해져 있다고 생각했다. 그래서 성관계를 할 때에도 되도록 「사정」을 억제했다.

하지만 사실은 정반대로 성적인 능력은 자동차의 배터리처럼 축적된다. 즉 많이 하면 할수록 성적인 능력은 좋아진다는 것이다. 성관계를 적게 하는 것이 건강한 사람이라고 생각하는 것은 잘못된 생각이다. 그렇게 생각하는 사람은 지금 당장 생각을 바꿔야 한다.

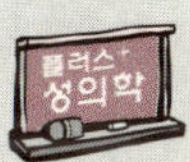

「음경」은 왜 뼈가 없어도 딱딱할까?

「음경」이 발기하면 뼈가 있는 것처럼 딱딱해지는 것은 「해면체」라는 스펀지 같은 조직이 있기 때문이다. 스펀지를 물에 담그면 스펀지 사이사이에 물이 차면서 무게도 부피도 커지듯이 「음경해면체」에 피가 몰려 팽창하기 때문에 평소보다 5~6배 정도 커지고 단단해 진다. 발기는 생식기가 건강하다는 것을 의미 하는데, 성인이 되어 과도한 술과 담배, 고혈압, 당뇨 등 성인병은 발기현상에 문제를 불러오기도 한다.

사랑은 눈 감아 주는 것

신혼여행을 떠난 신혼부부가 첫날밤을 맞이했다.
신랑의 벌거벗은 하복부 밑을 본 신부는 눈을 딱 감아 버렸다.
그러자 신랑이 부드럽게 말했다.

신랑 : 그렇게 부끄러워하지 않아도 돼. 남성의 심벌이니까.

신부 : 하지만…….

신랑 : 우린 이제 부부가 됐는데 괜찮아~.

신부 : 그게 아니라……. 친정어머니께서 그러셨어요.

신랑 : 장모님께서 뭐라고 하셨는데?

신부 : (한숨을 푸~욱 내 쉬며) 남편의 결점을 보거든 눈을
감아주는 거라고요.

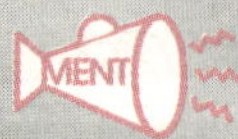

여자가 "남들이 그러는데……."라는 말은, 사실은 내가
하고 싶은 말이다.

? 남자의 「음경」에 인테리어(?) 공사를 하면 성관계에 도움이 된다?　X

남자들은 자신의 「음경」에 구슬이나 다른 「이물질」을 넣어 성관계 시 「질」안에서의 마찰을 극대화시키려 한다. 그러나 이러한 노력에도 불구하고 이러한 것들은 전혀 도움이 되지 않는다. 또 남성들이 「음경」에 요철(凹凸)을 만들기 위해 인테리어 공사(?)까지 하는 사람이 있는데, 이것도 전혀 도움이 되지 않는다. 오히려 「질」내벽의 상처를 유발하게 되어 여성에게 고통만 안겨주는 것이다. 잘못되면 오히려 자신의 「음경」이 썩기 쉽다.

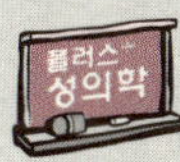

「고환」을 부딪히면 어째서 그렇게 아플까?

「고환」에는 근육, 뼈, 피하를 보호해 주는 것이 아무 것도 없다. 그래서 「고환」을 부딪힐 때의 아픔은 피부감각에 따른 것은 아니고 내장 감각에 따른 것이다. 복통 등과 같은 종류의 아픔이다. 그것은 아픔만이 아니라 진동과 온도의 변화 등의 자극에 따라 교감신경이 긴장하기 때문이다.

피장파장

거시기와 머시기는 절친한 친구이자 알코올중독자였다.

어느 날, 술이 마시고 싶어 미칠 지경이 되자, 사우나에서 무엇인가 의논한 후 호주머니 돈을 모두 털어 핫도그를 하나 사 가지고 거시기의 바지 속 깊숙이 집어넣고 술집에 들어갔다.

술을 마음껏 마신 후, 바텐더가 술값을 요구하자 머시기가 바닥에 무릎을 꿇고 거시기의 바지 지퍼를 내리고 아까 샀던 핫도그를 빨아대기 시작했다.

"에잇 더러운 놈들, 빨리 꺼져버려!"

그들은 술집을 열두 군데나 옮겨 다니며 술을 마시고, 똑같은 짓을 하면서 공짜 술을 마셔댔다.

그런데 머시기가 투덜댔다.

"이봐 거시기! 자네 아이디어가 기발하기는 한데 말이야. 난 하도 바닥에 무릎을 꿇는 바람에 무릎이 까지고 욱신욱신 거려 아파 죽겠어."

그러자 거시기가 고개를 설레설레 흔들며 말했다.

"겨우 그걸 가지고 그러나. 난 진짜 죽을 맛이야. 실은 아까 그 핫도그는 두 번째 술집에서 잃어 버렸어."

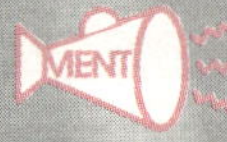 우정은 존경 위에 구축되지만, 연애는 육체 위에 구축된다.

여기까지 읽어 내려온 독자라면 이 정도는 상식이다. 전혀 의학적으로 근거가 없다. 남성들이 이를 잘못 인식하고 자신의 「음경」을 칫솔, 때타올, 모래, 거친 헝겊 등으로 문지르는 데 말짱 헛일이다.

또 뿌리는 마취제(칙칙이)나 술을 많이 먹기도 하는데 이것도 도움이 되질 않는다. 이러한 것들은 일시적으로 오래 갈 수는 있을지 몰라도 몇 달 지나면 소용없고 오히려 중장기적으로 볼 때 조루가 더 악화된다.

모든 의학정보는, 고급정보를 정제과정을 거쳐 선택적으로 받아들여야 한다.

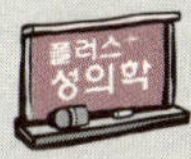

고혈압과 성생활

혈압이 높은 데 성관계는 안전할까. 뇌출혈의 위험이 있다고 히는데 성관계를 피해야 할까. 혹시 복상사(腹上死)라도 당한다면 창피한 일일 텐데……. 하며 성관계를 기피하는 사람들이 있다.

성행위 중 혈압과 심장박동 수는 절정기에 급격히 오르는 것이 사실이다. 이때의 혈압이 평소보다 80mmHg 까지 상승하는 경우도 있기 때문에 고혈압이나 심장병이 있는 경우에는 과격한 성관계보다는 차분한 성관계를 하는 것이 좋다.

심장박동수를 보면 삽입 후 성관계 운동 중에는 매분 110~130회이던 것이 「사정」을 할 무렵이나 혹은 「오르가슴」시에는 140~160회까지 상승한다고 한다. 평소 심장박동수가 70회 전후, 가벼운 운동을 하면 100회 전후 인 것을 감안하면 아주 높은 증가를 보인다고 할 수 있다. 따라서 고혈압인 경우는 성관계 시 혈압이나 심장박동수가 많이 상승하기 때문에 지나치게 흥분하거나 심한 성관계는 피하는 것이 좋다.

지렛대의 힘

나이가 오십대 후반인 어느 부부가 있었다.

부부의 정도 좋아 그 날도 뜨거운 정을 나누고는 서로가 잠을 청했다.

잠자리가 불편했던 남편은 다리 하나를 부인의 몸에 얹어 놓았다.

그러자 부인이 짜증을 냈다.

"아이……. 무거워요! 이것 좀 치워요!"

이 말에 남편은 마지못해 다리를 치우며,

"거, 사람 참……. 이상하네……!"

"아니, 이상하긴 뭐가 이상해요?"

"아니, 이 사람아! 이상하잖아……. 80킬로가 넘는 내 몸 전체가 올라가도 도통 무겁단 소리를 안 하더니, 어째서 다리 하나 얹어 놓은 것 가지고 무겁다고 그 난리냔 말이야!"

"이 양반은……. 아, 이상하긴 뭐가 이상해요! 그때는 지렛대가 받치고 있었으니까 그렇지!"

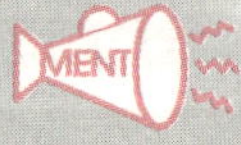

자신의 말에 스스로 맞장구를 치는 여자는, 혼자 연극을 하고 있는 것이다.

? 여자는 「오르가슴」을 여러 번 느낄 수 있다? O

한 번의 성관계에서 여성이 여러 번의 「오르가슴」에 도달하는 비율은 전체의 15%정도이다. 그리고 첫 번째보다는 두 번째, 세 번째 「오르가슴」이 훨씬 강렬하다고 한다. 보통 여성들은 남자 보다 5~10초가량 오래 지속되며 흥분의 정도도 훨씬 높다. 드물긴 하지만 극소수의 여성들이 1분가량 「오르가슴」을 경험한다. 또한 10%의 여성만이 「오르가슴」동안 「사정」을 하는데, 이 때 「사정액」은 정관수술을 한 남자의 「정액」과 거의 흡사하다.

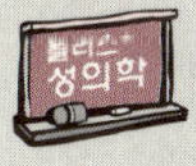

여자에 내한 보고서 10가지

① **원 소** : 여자

② **원소기호** : Wo

③ **발견자** : 아담

④ **원자량** : 45kg에서 받아들여지지만 실은 85kg까지 분포한다.

⑤ **물리적 특징** : 표면이 대개 색깔 있는 얇은 막 즉 치장, 화장, 분장, 변장, 꼬장 그리고 마지막 환장으로 덮여 있다.

⑥ **화학적 특징** : 금, 은, 백금 그리고 보석과의 엄청난 친화력을 가지고 있다.

⑦ **용 도** : 가장 강력한 화폐 소비적 매개체로 알려져 있다.

⑧ **실 험** : 자기보다 더 훌륭한 견본 앞에 놓이면 시퍼렇게 변한다.

⑨ **분 포** : 모든 지역에 분포되어 있다.

⑩ **주의사항** : 특정지역 이외에서 둘 이상을 소유하는 것은 불법이다.

똑바로 누워

가슴이 너무 작아 고민인 어떤 여자가 있었다. 그래서 남자를 도통 생각도 않았었는데 드디어 그녀에게도 사랑하는 남자가 생겼다. 그렇게 연애를 하다가 결혼을 하게 되었는데, 그때까지도 그녀는 가슴이 작다는 얘기를 절대 비밀로 했다.

그리고 첫날밤…….

여자는 불을 끄고 누워서도 오직 '콩당~ 콩당!' 이 남자가 내 가슴이 너무 작다고 실망하면 어쩌지? 하는 걱정만 앞섰다. 그러는데 드디어 신랑의 부드러운 손길이 그녀의 몸에 느껴졌다.

천천히 그녀의 몸을 쓰다듬어 올라오던 신랑의 손이 이윽고 그녀의 가슴에서 멈췄다. 그리고는 잠시 침묵이 흐르더니 이윽고 어둠 속에서 신랑의 목소리가 들려왔다.

"자기야! 똑바로 누워있지, 왜 엎드려 있어?"

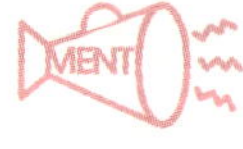 여자의 결혼관은, 결혼하겠다가 50%, 혼자 살고 싶지 않다가 50%이다.

간혹 남자들이 유방이 큰 여자를 선호하는 경향이 있는데, 이 유방 확대수술은 그냥 시각적으로 커지기만 할 뿐 성감이 좋아지는 것과는 아무 상관이 없다. 그리고 이 수술은 아프고, 수술 후 거의 필연적으로 딱딱한 게 만져지게 되고, 오히려 수술 후 부작용이 일어나면 성에 대한 기피나 불감증으로도 이어질 수 있기 때문에 치료를 목적으로 하는 수술이면 몰라도 미용을 위해서 한다면 권하고 싶지 않다.

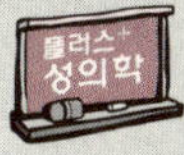

남자에 대한 보고서 10가지

① 원　소 : 남자

② 원소기호 : Ma

③ 발견자 : 이브

④ 발견장소 : 여자와 싸움이 있는 곳이라면 어디에나.

⑤ 길　이 : 16㎝ 정도 된다고 알려져 있지만 짧은 경우엔 5㎝ 라고 함.

⑥ 관심사항 : 어떻게 하면 이상형의 여자와 가까워 질 수 있나.

⑦ 외적특징 : 일정한 나이가 되면 배가 장난이 아닐 정도로 나오고 잠자리에서 힘을 못쓰게 된다.

⑧ 화학적 특징 : 컨디션이 좋은 경우에는 짧은 시간에도 여러 명의 여자를 상대할 수 있음.

⑨ 용　도 : 18세가 되면 가장 왕성한 반응을 나타내며 25세에서 35세까지는 부담 없이 즐길 수 있는 때임.

⑩ 주의사항 : 자신이 점찍어 놓은 여자를 다른 남자가 집적거릴 때 무시무시하게 폭력적으로 변함.

불리한 증거

열 살짜리 남자아이가 있었다.

그런데 자기보다 나이가 훨씬 많은 중학생 누나를 성폭행 했다는 혐의로 기소되었다.

곧 재판이 열렸고, 법정에 나온 꼬마의 엄마는 아들의 바지를 끌어내리고, 고추를 매만지며, 판사에게 애타게 하소연했다.

"판사님, 여기 좀 보세요! 어떻게 요 작은 고추가 그런 흉측한 범죄를 저지를 수 있겠어요? 말도 안 됩니다."

그때였다.

꼬마가 자신의 고추를 자꾸 만지작거리는 엄마의 귀에 대고 이렇게 속삭였다.

"엄마, 자꾸 만지지마. 그럼 우리가 불리해질 수도 있어!"

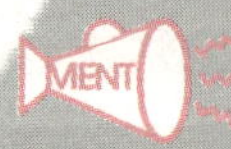

내가 하면 로맨스, 남이 하면 스캔들. 내가 하면 투자,
남이 하면 투기. 내가 죽으면 국보손실, 네가 죽으면 환경정리.

음핵에 표피가 벗겨지지 않아서 덮여 있기 때문에 제거하는 수술인데, 다른 나라에서는 하지 않는데 유독 우리나라에서만 한다. 이 수술도 「예쁜이수술」과 마찬가지로 「오르가슴」과 전혀 관계가 없다. 일부 의사들이 돈벌이가 되고, 소비자가 원하니까 한다고들 난리다. 차라리 「질수축력훈련」을 하는 편이 훨씬 더 낫다. 「질수축력훈련」은 비용도 전혀 들지 않는다는 장점도 있고, 거기에다가 「요실금」까지 없애주니, 일거양득(一擧兩得), 일석이조(一石二鳥), 도랑 치고 가제잡고, 누이 좋고 매부 좋고, 마당 쓸고 돈 줍고, 님도 보고 뽕도 따고, 쓰리 고에 흔들고 멍따까지……

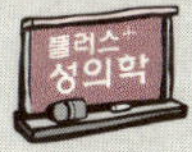

남녀의 차이

① 여자가 바지를 입으면 활동적인 여성이 되고, 남자가 치마를 입으면 변태가 된다.

② 해변에서 여자가 엎드려 있으면 오일을 발라주고 싶고, 남자가 엎드려 있으면 똥침주고 싶다.

③ 여자가 첫 생리를 하면 어른이 되었다는 신호로 부모의 축하를 받으며 놀란 가슴을 위로 받지만, 남자가 첫 「몽정」을 하면 음흉한 늑대가 되었다는 신호로 절대 부모에게 들키지 말아야 하며 난생처음 밤중에 팬티를 빨아야 한다.

수험생의 죽음

어느 날 아침.
고3인 거시기가 자신의 가장 중요한 부분(?)이 돌돌 말린 채 변사체로 발견되었다.
수사관들이 현장조사를 했지만 방문은 잠겼고, 누가 들어왔다 간 흔적 또한 전혀 없었다. 그렇다고 자살할 상황은 더더욱 아니었다. 수사는 미궁 속으로 빠져들었다. 수사관들은 마지막 희망인 거시기의 어머니에게 물었다.
"어머님! 잘 생각해 보세요. 혹시 거시기가 죽기 전에 이상한 행동을 했거나, 거시기에게 마지막으로 한 말씀이 없습니까?"
그러자 거시기의 어머니가 흐느끼면서 말했다.
"흑흑……. 엊저녁, 그 애가 자기 방에서 졸면서 공부를 하고 있기에……., 제가 그랬어요. 애야! 자지말고 공부해라! 그랬더니…… 흑흑흑……."
그 말을 들은 수사관은 곧바로 보고서를 작성했다.
"효자 거시기는 어머니 말씀에 순종하다가 죽은 것으로 판단됨!"

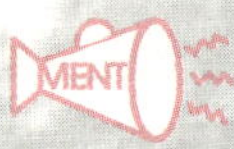

남자들은 동정 받는 것을 몹시 싫어한다. 지나친 보살핌은 그를 숨 막히게 한다.

성기확대수술을 하면 「발기」가 잘된다?

오히려 안 된다.

왜냐하면, 성기확대수술은 길이를 늘이거나 둘레를 넓히는 것인데, 길이를 늘이는 것은 몸 안에 있는 「음경」을 끄집어내는 수술로 뿌리가 부실해지고, 「발기」가 되어도 올라가는 각도가 떨어진다.

 또 둘레를 넓히는 수술은 엉덩이 살을 떼어다가 「음경」에 감아주는 「진피수술」인데, 여성의 성감대를 효과적으로 자극하거나 본인의 성적만족감을 높이는 데는 별 도움이 안 된다. 때문에 「음경」도 보기 싫고 엉덩이만 흉측해진다. 따라서 길이를 늘이거나 둘레를 넓히는 성기확대수술은 아무 의미가 없다.

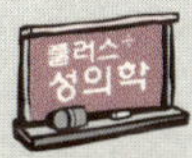

섹스 능력강화비법 「노팬티」요법

꼭 끼는 옷은 음부와 허리에 압박을 가해 혈액순환에 장애를 유발하며, 특히 남성들의 정력에 좋지 않은 영향을 미치는 것은 당연하다.

정력을 위해서라면 남녀 모두 가능한 한 팬티를 벗은 채 생활하는 것이 좋다. 그러나 일상생활에서 팬티를 입지 않고 다니기는 곤란하므로 밤에 잠을 잘 때만이라도 팬티를 벗고 잔다. 처음에는 무방비 상태로 몸을 노출시키는 것이 좀 불안할지도 모르지만 익숙해지면 오히려 몸이 따뜻해지는 것을 실감하게 된다. 신경이 예민하여 「노팬티」로 자는 것이 정 불편한 사람이라면 얇은 면 소재 잠옷을 하나 걸치고 자는 방법으로 대체한다.

깨끗이 씻어요!

세 명의 아가씨들은 서로 친구지간이었다. 그들은 모두 독실한 가톨릭 신자였다. 어느 날 그 세 명이 함께 고해성사를 하게 되었다. 맨 처음 아가씨가 신부님께 고백했다.

아가씨1 : 신부님, 저는 남자와 데이트를 하다가 남자의 거시기를 보고 말았어요. 어쩌면 좋아요?

신부님 : 어서 가서 눈을 깨끗이 씻어요! 그리고 다시는 그걸 보지 말아요!

아가씨2 : 신부님, 저는 요, 남자의 거시기를 만지고 말았어요. 전 어떻게 하나요?"

신부님 : 그럼, 가서 손을 깨끗이 씻어요! 그리고 다시는 그걸 만지지 말아요!

두 아가씨가 화장실에서 눈과 손을 열심히 씻고 있을 때였다. 세 번째 아가씨가 헐레벌떡 화장실로 들어오면서 외치는 말, "애들아! 비켜, 비켜! 나는 지금 양치질을 해야 한단 말이야!"

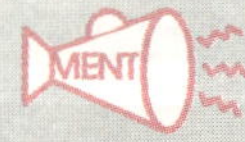 섹스 기사로부터 눈길을 돌리는 여자는, 성적으로 압박되어 있다는 증거다.

「질」의 점막과 입안의 점막이 유사하다고 해서 여성의 입을 제 2의
성기로 간주하지만 의학적으로는 전혀 근거가 없다.

물론 입에도 성감대가 있기 때문에 이런 속설은 끊이지 않는다.

'쥴리아 로버츠'가 들으면 뒤집어질 말이다.

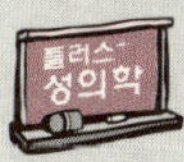

섹스보다 초콜릿이 좋은 이유 10가지

① 세게 깨물어도 좋다.

② 혼자서 즐길 수 있다.

③ 크기가 문제되지 않는다.

④ 운전 중에 안심하고 먹어도 된다.

⑤ 먹은 후 샤워를 하지 않아도 된다.

⑥ 살 찔 위험은 있지만 임신의 위험은 없다.

⑦ 나이 많은 사람도 초콜릿은 쉽게 먹을 수 있다.

⑧ 흐물흐물, 물렁물렁해도 그 나름대로의 맛이 있다.

⑨ 한번 맛보고 마음에 안 들면 다른 사람에게 줘도 된다.

⑩ 침대에서는 물론 사무실 소파 같은 데서도 거리낌 없이 먹을 수 있다.

운명의 시간들

거시기는 그 육중한 몸으로 병원 침대에 누워 있었다. 그의 왼쪽 발은 활차(滑車)에 매달려 있었고, 오른 팔은 손목에서 어깨에 이르기까지 깁스를 하고 있었다. 그리고 얼굴은 온통 붕대가 감겨 있었다. 그때 이웃집 친구인 머시기가 병문안을 왔다. "어쩌다가 이런 큰 부상을 입었나? 큰일 날 뻔했구먼. 교통사고였나?" 그러자 거시기가 가만히 속삭이듯 말했다.

"얼마 전에 우리 이웃에 이사 온 젊은 부부 알지? 사실은 어제 저녁 무렵 그 젊은 부인과 한참 어울려 즐기고 있는데 느닷없이 그녀 남편이 들이닥친 거야. 그래서 그만 붙들리고 말았지 뭐야" "그랬어? 정말 운이 좋았구나, 정말 운이 좋았어! 자칫하다간 큰일 날 뻔했네, 그려~" 몰골이 일그러지도록 얻어터져 온몸에 깁스를 하고 있는 자기에게 운이 좋았다고 말하는 친구가 괘씸해 거시기는 고함을 질렀다. " 이봐! 자넨 무슨 말을 그렇게 하나? 친구 사이에 위로하러 온 줄 알았더니 이건 오히려 약을 올리고 있잖아! 어제 저녁 난 죽을 뻔했단 말이야. 그런데 운이 좋다니, 그게 무슨 말인가?" 그러자 머시기는 가볍게 휘파람을 불며 어깨를 추스르면서 기분 좋은 듯 말했다. "아, 그건 말이야. 그 젊은 남편이 1시간만 일찍 들어왔더라면 내가 자네 꼴이 됐을 거란 말일세."

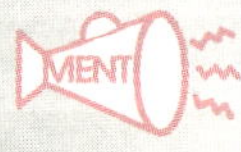

친구 없이 사는 것은 증인 없이 죽는 것이다.

우유병 젖꼭지가 변태를 만들 수 있다?

꼭 조이는 고무 옷에 고무장화를 신어야만 성적 흥분을 느끼는 사람들을 [러버리스트]라고 한다. 이렇게 성적 취향이 왜곡되는 원인은 우유병 꼭지 때문이라는 것이 심리학자와 의사들의 진단이다. 태어나자마자 비닐 젖꼭지를 빨고 고무나 비닐 기저귀 커버를 차고 플라스틱 장난감을 가지고 놀면서 자라는 동안 고무, 비닐, 플라스틱 등의 감촉과 냄새에 익숙해졌기 때문에 고무제품에 강한 향수를 느껴 성생활까지 지배를 받게 되는 것이다. 고무호스를 페니스 대신 사용할 정도로 증세가 심하지는 않더라도 비닐 비옷에 장화차림으로 흙탕물에 뒹굴기를 좋아하는 보통의 [러버리스트]도 상당수에 달한다. 물론 우유로 자란 아기가 모두 다 그렇게 되는 것은 절대 아니다. 하지만 상당한 영향을 줄 수 있다하니, 모유수유를 권장한다.

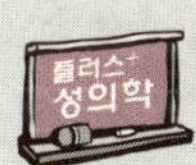

남성들의 섹스중독

일반적으로 섹스중독은 자기통제에 서투른 정신적 미숙아에게서 일어난다고 하며, 최근 연구에 따르면 섹스중독은 우울증처럼 뇌에 문제가 생겨 발생하는 질병이라고 한다. 가장 심각한 환자들은 먹이를 찾아다니는 동물처럼 성을 찾아 헤매는 사람들이다. 이에 비해 강박적으로 포르노를 보거나 매춘부를 찾는 사람들, 한 여자만을 사귀지 못하는 사람들은 증세가 가벼운 편에 속한다. 또한 1주일 6회 이상의 성관계와 「자위행위」는 섹스중독일 가능성이 높다.

전문가들이 추천하는 해결책으로는, 스포츠로 육체 에너지를 발산하는 한편, 남녀관계의 아름다운 측면을 인식하기 위한 노력을 권하고 있다.

아들을 낳는 비법

딸만 여럿 낳은 사내가 아들만 셋 낳은 선배를 찾아가 아들 낳는 비법을 물었다.

"오호! 그건 말이야, 간단하지."

"그래요? 그걸 좀 가르쳐 주세요."

"그러지! 내가 시키는 대로하라고, 그러면 틀림없이 아들을 낳을 수 있어. 그러니까 우선 자네 아내에게 강장제를 서너 알을 먹인 다음, 두 사람이 함께 포르노 비디오를 한 편 보란 말이야. 그렇게 흥분을 고조시킨 다음 고급 양주를 몇 잔 마시게 하고 침대에 눕히란 말이야. 그 다음엔 애무를 해서 아주 욕정을 높이란 말이야. 그러면 자네 아내는 흥분이 고조되어 견디기 어렵게 될 거야. 그때 나에게 전화를 하게나. 그러면 내가 잽싸게 달려가서 마무리를 지어줄 테니까. 알겠어?"

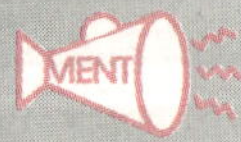

남자는 대부분 자기가 미남인 줄 알고, 여자는 대부분 자기가 뚱뚱한 줄 안다.

? 키스할 때 눈을 감으면 「오르가슴」에 도움이 된다?

여자들은 키스할 때 거의 분위기에 완전히 빠져 눈을 감는데 반해, 남자들은(일부) 호기심으로 눈을 뜨고 상대방을 관찰하는 버릇이 있다.

 키스할 때 눈을 감는 이유는 「오르가슴」을 느끼는 순간 시각정보가 필요 없기 때문이다. 키스를 받아들이는 순간은 사랑의 마음이 최고조에 달해있다. 그러므로 보다 깊숙한 「오르가슴」을 느끼기 위해 눈을 감는 것이다. 실제로 시각정보를 차단하면 청각과 촉각에 의한 쾌감 집중력이 높아진다. 또한 여자의 경우 남자보다 분위기에 민감해 완전한 분위기를 즐기기 위해 눈을 감는다.

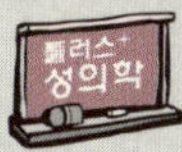

PC통신이 아내보다 좋은 이유 7가지

① PC 통신은 언제나 사용한 이용료만 청구할 뿐 다른 건 요구하지 않는다.

② PC 통신은 첫 접속을 언제 했느냐고 물어보지 않고, 그냥 아이디와 비밀번호만을 물어볼 뿐이다.

③ PC 통신은 대부분 미안하다는 공개사과문을 올리면 용서가 된다. 하지만 아내에게 사과문을 써 주면 노비문서가 된다.

④ PC 통신은 서비스 탄생일을 기억하지 않아도 된다. 그러나 아내의 생일을 잊고 그냥 지나가면 침대에서 자다가 굴러 떨어지는 수가 있다.

⑤ PC 통신은 피곤에 절어 잠들어도 언제나 같은 모습으로 기다려 준다. 그러나 아내는 피곤에 절어 잠들면 러닝셔츠와 팬티가 뒤집혀 있는지 들추고 난리다.

⑥ PC 통신은 호스팅시스템이 후졌다고 해도 발끈하지 않는다. 하지만 아내에게 새로 한 파마가 후졌다고 하면 동네 미장원 대신에 명동에 가서 30만 원짜리 파마한다고 난리다.

⑦ PC 통신은 10년 전 사랑 이야기를 게시판에 올리면 문학으로 승화되지만, 아내에게 10년 전 사랑 이야기를 하면 '놀고 자빠졌네!' 하며, 요즘도 그 'X'를 만나고 다니느냐고 생떼를 쓴다.

자기 최면

저조한 부부생활을 고민하던 끝에 한 가정주부가 남편을 간신히 설득하여 최면요법을 받기로 했다. 그런데 남편이 몇 번인가 최면요법을 받고 나서는 성생활에 대한 흥미가 되살아난 것은 좋았으나, 행위도중 시들해 지려 하면 갑자기 침실 밖으로 뛰어 나가 무엇인가를 열심히 하고는 다시 들어와 뜨거운 사랑을 해 주곤 하는 것이었다.

이러한 상황이 계속되자 하루는 부인이 호기심에 못 이겨 남편을 뒤쫓아 갔다. 발뒤꿈치를 들고 살짝 다가가 보니, 남편은 거울 앞에 서서 자기 모습을 응시하면서 중얼거리고 있었다.

"저 여자는 내 마누라가 아니다. 저 여자는 내 마누라가 아니다……."

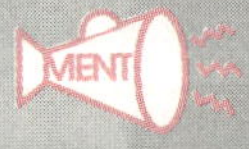

여자의 일생은 긴 위장이다.

? 사랑에도 유통기한이 있다?

결혼 전에는, 못 보면 죽고 못 사는 연인들도 막상 결혼하고 나면 권태기가 찾아온다. 그렇다면 사랑의 감정은 어디서 오기에 이렇게 변하나?

사랑의 감정은 가슴에서 나오는 것이 아니다. 사랑의 감정은 이성에 대한 열정에서부터 시작되는데, 이러한 열정은 뇌에서 분비되는 「페닐에틸아민」이라는 물질에서 비롯되며, 이 물질이 증가되면 될수록 사랑의 열정도 강렬해 진다. 그러나 불행하게도 이 물질은 지속성이 없기 때문에 열정이나 사랑도 종말을 고하고 만다.

남녀간의 사랑을 지배하는 또 하나의 물질은 「옥시토신」이 있는데, 이 물질은 사랑하는 상대방을 안고 싶다거나 접촉해보고 싶다는 충동을 유발시켜 성적 만족감을 높여준다. 따라서 사랑이란 체내에서 분비되는 호르몬의 조화로 생기는 감정의 「화학작용」이다.

사춘기 이전에 뇌하수체 종양 때문에 수술을 받은 사람이 있다면 그 사람은 애정을 나타낼 수는 있지만, 깊은 사랑에 빠질 수는 없게 된다.

개인 차이를 감안할때 대략 18개월에서 3년이 유통기한이라고 볼 수 있지만, 대무문의 보통 부부에게는 정과 자식 그리고 주변 사람들과의 인간관계와 믿음으로 맺어지기 때문에 유통기한이 없다.

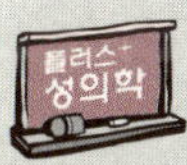

이탈리아 여성의 일생

이탈리아 여성은 일생동안 다섯 번 얼굴을 붉힌다.

① 첫 번째 : 남편과 처음으로 잠자리를 같이 할 때.

② 두 번째 : 처음으로 바람을 피울 때.

③ 세 번째 : 처음인 것처럼 할 때.

④ 네 번째 : 처음으로 돈을 받고 할 때.

⑤ 다섯 번째 : 처음으로 돈을 내고 할 때.

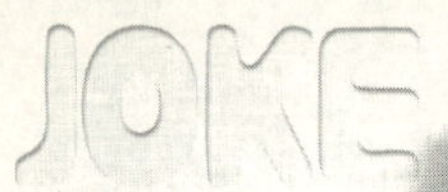

위문

유명한 여배우가 육군병원에 위문을 갔다.

여배우 : 어떻게 싸우셨나요?
병사 1 : 이 손으로 적병의 급소를 가격했지요.

여배우는 병사의 손에 키스를 하고 다음 병사에게 똑같이 물었다.

병사 2 : 저는 이 단단한 이마로 받았습니다.

여배우는 이번엔 병사의 이마에 키스를 하고 또 다음 병사에게
물었다.

병사 3 : 저는 입으로 물어뜯었습니다.

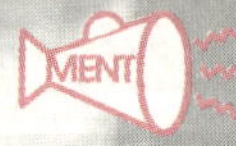

20대의 사랑은 환상, 30대의 사랑은 외도, 40대의 사랑이
비로소 참된 사랑이다.

「멀티 오르가슴」은 여성만이 가능하다. 그리고 두 번째, 세 번째 「오르가슴」이 더 강한 느낌을 갖는다. 「오르가슴」을 느끼게 하는 여성의 「음핵」은 오직 성욕만을 위해 존재하는 부위이다.

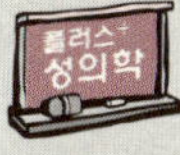

남편의 분만실 처세술 10가지

① 분만 일을 예측해 1주일 동안 면도를 하지 마라.

② 분만실을 갈 때는 마 소재 양복을 입어라(잘 구겨진다).

③ 병원에 도착하면 공포로 일그러진 표정을 지어라.

④ 간호사들의 다리를 훔쳐보지 마라.

⑤ 줄담배를 피워라.

⑥ 문이 열릴 때마다 흰옷 입은 사람 누구에게나 달려가 물어라. "어떻게 됐습니까? 선생님!"

⑦ 전화벨이 울릴 때마다 소스라치게 놀라라.

⑧ 분만이 오래 걸리더라도 병원밖에 있는 식당으로 맛있는 식사를 즐기러 나가지 말고 내키지 않는 표정으로 샌드위치를 먹어라.

⑨ 안절부절못하는 태도로 잡지 한 권을 집어 들고 난폭하게 페이지를 넘겨라. 이때 포르노 잡지는 피하라.

⑩ 10분마다 벌떡벌떡 일어나 목덜미를 어루만지며 100보씩 걸어라.

경험 있으신 지요

① 이것은 통상 밀폐된 곳에서 남자가 눕고 여자가 보조를 하지만,
　　때로는 여자와 여자 간, 남자와 남자 간에 하는 경우도 있다.
② 이것은 보통 침대 위에서 하지만 어떤 경우는 버스 안이나 병원
　　등 장소를 가리지 않는다.
③ 이것을 처음 할 때는 두렵고 몹시 망설여지지만 일단 한번하고 나면
　　개운하고 또 하고 싶은 마음이 생긴다.
④ 길거리를 가다보면 이것을 하라고 부르는 여자를 쉽게 만날 수 있다.
⑤ 보통 이것은 20대가 주로 경험하지만, 10대라고 해서 못할 것은 없다.
　　또한 3, 40대 등 나이에 상관이 없다.
⑥ 이것을 하고 나면 소량의 출혈이 있다. 하지만 그다지 신경 쓰지
　　않아도 된다.
⑦ 정밀검사없이 이것을 할 때는 에이즈 등에 전염될 수도 있고,
　　실제로 그런 황당한 경우도 있다.
⑧ 통상 남자들이 많이 하려하고, 여자들은 잘 안 하려 한다.
⑨ 이것은 사랑이 가득한 마음으로 해야 한다. 그렇지 않으면 의미가
　　반감된다.
⑩ 이것을 너무 자주하면 건강에 좋지 않다.
　　"우리 모두 헌혈을 생활화합시다!"

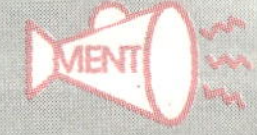

포르노 잡지나 섹스 기사를 보고 마치 더러운 벌레를 본 것처럼 눈을
돌리는 사람은, 어려서부터 성을 억압한 엄격한 교육을 받은 사람이다.

이 책의 정보는 최신 성의학 정보에 의해 수정 될 수 있습니다.

? 여성 불감증은 「오르가슴」을 못 느끼는 증세이다?

특히, 「자위행위」를 한번도 해보지 않은 여성에 많이 나타난다.
「오르가슴」은 흔히 하늘에서 불꽃놀이를 하고, 지진이 일어나고, 구름을 타고 다니고……. 하는 등의 표현은 소설 속에서나 표현하는 허구이다. 이렇게 생각하는 대표적인 이유는 다음과 같다.

① 무지(無知)
② 남편의 「조루」
③ 「질근육수축력」부족
④ 「음핵」의 표피
⑤ 기타 심리적인 불안(스트레스, 우울, 성적 억압, 남편과의
   힘겨루기…….) 때문이다.

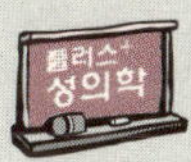

당구와 섹스의 공통점 10가지

① 혼자서 연습하는 것은 공짜다.
② 밖으로 빠져나가면 가운데 모아놓고 다시 한다.
③ 보통 한 게임에 이삼십 분 걸린다.
④ 몰아치면 더 빨리 끝낼 수도 있지만 재미가 없다.
⑤ 계속해서 오랜 시간을 하다 보면 다리가 후들거린다.
⑥ 초보는 힘으로 밀어붙이고, 고수는 테크닉으로 끝낸다.
⑦ 초보나 고수나 벗기기는 항상 힘이 든다.
⑧ 큐 걸이는 꽉 조여 주는 것이 좋다.
⑨ 술 마시고 하는 경우에는 시간만 오래 걸리고 대부분 진다.
⑩ 요즘은 비디오 교본도 나온다.

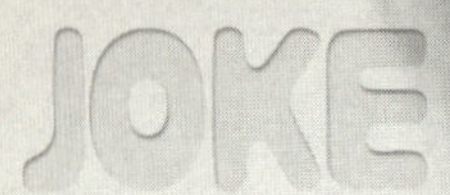

광고

공보관실의 공순이가 하루는 몸에 착 달라붙는 스웨터에 초미니 스커트를 입고 출근했다. 그녀의 몸매와 볼륨은 보는 이들의 정신을 빼앗을 만했다. 그래서 그 날 공보관실의 모든 직원들의 시선이 온통 그녀 쪽으로 쏠렸고, 한편으론 힐끗힐끗 쳐다보느라 업무가 마비될 지경이었다. 이를 본 실장이 그녀를 불렀다. 그리고 아주 다정한 말로 물었다.

"미스 공! 당신의 그 매력적인 몸매 혹시 팔 거요?"

이 말을 들은 공순이가 얼굴을 붉히며 벌컥 화를 냈다.

"실장님! 어떻게 그런 말씀을 하실 수가 있어요? 지금 성희롱 하시는 거예요?"

그러자 실장이 자리에서 일어나면서 큰소리로 말했다.

"팔 게 아니라면 광고를 하지 말아야지!"

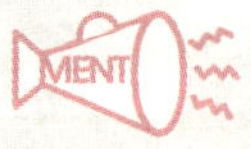

여자의 육체는, 남자의 시선에 의해 심리적인 애무를 받게 된다.

남자는 시각적으로 여자의 아름다움에 끌려 그녀의 몸을 보고 싶다는 본능적 욕구를 느끼는 반면, 여자는 잘생긴 남자를 보면 그와 사귀고 싶다는 욕구를 느낀다.

남자가 오로지 성적인 것에만 관심을 갖는 것처럼 보일 때, 여자는 그가 너무 피상적이고 천박하다는 생각을 하게 된다. 그러나 남자도 그녀와 가까워지고 싶다는 마음을 갖는다. 다만 그 마음의 출발점이 육체라는 점이 다를 뿐이다. 남자는 처음 눈에 보이는 것에 가장 큰 관심을 갖게 되고 흥분을 느끼는 반면, 여자는 사람을 알아 가는 과정에 가장 큰 관심을 보인다.

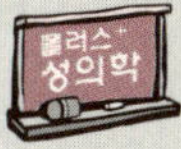

초보 신랑과 초보 운전자 10계명

결혼을 앞둔 초보 운전자에게 주는 훈계

① 타기 전에 항상 깨끗이 정성껏 세차하라.

② 시동을 걸면 충분한 워밍업을 시켜라.

③ 승차 전 약간의 음주는 무방하나 폭음은 터널 진입 시 시동을 꺼뜨리니 삼가라.

④ 전속력으로 질주하면 1분을 초과할 수 없으므로 과속은 절대 금물이다.

⑤ 질주 시 나는 소리는 고장이 아니므로 무시하고 계속 달려라.

⑥ 목적지에 도달하면 반드시 연료를 가득 주입하라.

⑦ 연료를 가득 주입한 후에도 기어를 넣은 상태에서 10분 이상 서서히 엔진을 식혀라.

⑧ 피로나 졸음운전은 금물이니 쉬었다가 다시 하라.

⑨ 절대로 교대운전을 하지 마라.

⑩ 차고에 넣을 땐 깨끗이 보관하라.

이제 생각났어!

어떤 남자가 예정보다 빨리 출장에서 돌아와서 집의 문을 두드리자, 아내는 한 참 있다가 겨우 문을 열어주어 들어가게 되었다. 남편은 손을 씻으려고 욕실로 가려고 하니까 아내는 당황하며 말렸다.

"새 타월은 부엌에 두었어요!"

"내 집 욕실을 내가 쓰는 것은 내 마음대로야!" 하고 아내의 말도 듣지 않고 도어를 열었더니 처음 보는 젊은 사내가 쭈그리고 앉아 있었다. 이 청년은 조금도 당황하는 빛도 없이 침착한 태도로,

"죄송합니다. 실은 2층 아주머니와 가까이 지내는 페인트공 인데요, 오늘 느닷없이 주인이 일찍 돌아와서 2층 창문을 통해 댁의 욕실로 도망 온 것입니다. 죄송하지만 댁의 현관으로 나가게 해 주시길 바랍니다."

남편은 빙그레 웃으며 청년을 내보내 주었다.

이윽고 한밤중이 되어 아내는 옆에서 코를 골며 자고 있었다. 아직 잠이 들지 않은 남편이 벌떡 일어나서 아내의 머리를 주먹으로 쥐어박았다. 아내는 깜짝 놀라 벌떡 일어났다.

"어머! 당신, 미쳤어요?"

"야! 이 여편네야! 인제 생각났는데, 우리 집은 단층집이야!"

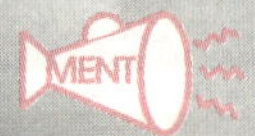

여자란?
처녀 때 깜찍하더니, 결혼 후는 끔찍해진다.

남자는 멋진 섹스를 갈망하고, 여자는 로맨스를 그리워한다. 아무리 강인한 성격에 목표 지향적이고 정력적으로 일하는 여자라도 낭만적인 사랑에 큰 가치를 두며, 세상 모든 여자들에게 마술처럼 신비한 영향을 미친다. 남자가 로맨스를 꿈꾸는 여자의 욕구를 충족시켜 주고 싶다면 먼저 로맨스가 무엇인지 알아야 한다. 카드, 한 아름의 꽃다발, 작은 선물, 달빛이 흐르는 밤, 순간적으로 내리는 결정들, 외식……. 이 모든 것들이 로맨스를 이루는 요소이다. 옆구리 찔러서 절 받는 것은 소용없다. 거기에는 낭만적인 느낌이 끼어들 여지가 없다. 여자가 원하는 것은 화분에 심은 식물이 아니라 닷새만 있으면 시들어 버릴 꽃다발이다. 왜냐? 후자는 닷새 후면 그가 또 꽃을 사 들고 와 그녀에 대한 사랑을 보여줄 수 있지만 전자는 그녀가 돌봐야 할 일거리를 하나 더 늘릴 뿐이다.

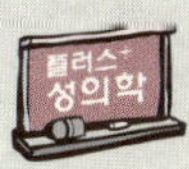

성관계에서 희열을 느끼는 경우의 순위

<남자>
① 새로운 파트너와 성관계를 할 경우
② 여자에 의해 강간을 당한 경우
③ 다른 커플의 성관계장면을 볼 경우
④ 동성연애자들의 성관계를 볼 경우
⑤ 그룹 성관계를 할 경우

<여자>
① 새로운 파트너와 성관계를 할 경우
② 남자에 의해 강간을 당한 경우
③ 레즈비언의 성관계장면을 볼 경우
④ 전혀 모르는 남자와 성관계를 할 경우
⑤ 그룹 성관계를 할 경우

취사선택

파티 장에서 안주인이 손님에게 펀치를 한 잔 건네주면서 술을 탄 것이라고 말했다. 그 여자가 옆에 있던 목사에게도 펀치를 권하자 목사는 이렇게 말했다.

"술을 입에 대느니 차라리 간통을 하겠소."

그러자 먼저 펀치를 받아 들었던 손님이 이 말을 듣고 나서 펀치를 그릇에 쏟아버리며 말했다.

"나는, 그 둘 중 하나를 선택할 수 있다는 걸 난 미처 몰랐습니다."

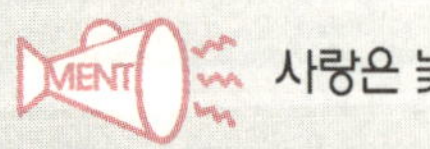

사랑은 늦게 올수록 강렬하다.

정확히 말하면 술을 마시면 성욕이 증가하는 것이 아니라 성욕을 억제하는 뇌의 억제가 풀리기 때문에 성욕이 증가하는 것처럼 보이는 것이다. 남성이 술을 많이 마시면 「발기력」이 떨어지고, 여성이 술을 많이 마시면 「오르가슴」의 쾌감도 적어진다. 적당한 음주는 마음을 편하게 해주고 심적으로 안정감을 주기 때문에 성욕을 북돋울 수 있는 결과를 가져오지만, 과음은 역효과를 나타낸다.

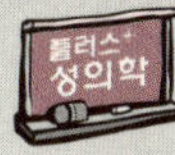

질문과 답변

질문 : 저는 맞벌이를 하고 있는 29세 여성입니다. 결혼한지는 좀 됐지만 일이 바쁘기 때문에 남편과 저는 아이를 갖는 것을 원하지 않고 있습니다. 하지만 시부모님은 시간이 없다는 저희의 말을 들으려하지 않습니다. 저희는 정말로 시간이 없는데, 어떻게 설명을 드려야 할까요?

답변 : 시간이 없다고요? 길어야 1분이면 되는 거 아닙니까?

질문 : 저는 결혼을 앞두고 있는 30세의 남성입니다. 저는 도덕적인 집안에서 자랐기 때문에 결혼하기 전까지는 약혼녀에게 손가락 하나 까딱하지 않겠다고 맹세했었습니다. 하지만 요즘 들어 약혼녀와 데이트를 하다 보면 솟구치는 욕구를 억제하기가 힘듭니다. 죄의식과 욕망사이에 어떻게 하면 좋을까요?

답변 : 굳이 손가락을 쓸 필요가 있는 일입니까?

질문 : 산후 조리 중에도 임신할 수 있나요?

답변 : 당연하죠, 아이를 푹 재울 수만 있다면 얼마든지 가능합니다.

거시기의 변신

서울에 사는 거시기는 마술을 아주 좋아했다. 휴일을 맞아 부인과 함께 마술쇼를 보러 외출을 했다.

환상적인 마술이 펼쳐지는 가운데 영화배우를 능가하는 아름다운 미녀를 상자에 넣어 칼로 자르는 마술이 시작되었다.

미녀를 상자에 넣고 칼을 들고 마술사가 하는 말,

"만약에 이 미녀가 죽는다면 허리 위로는 의대에 기증을 하고, 허리 아래로는 개에게 주겠소." 라고 말하자, 그녀의 몸매에 반해버렸던 거시기가 말했다.

"멍멍!"

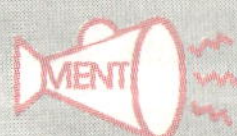

남자는 영화배우 같은 여자와의 사랑을 원하고, 여자는 영화 같은 사랑을 원한다.

못 먹던 시절에 보신탕을 먹고 나면, 「남성호르몬」(고기 단백질에서 나옴)이 나와 순간적으로 반짝하는 것이지 정력이 좋아지는 것이 아니다.

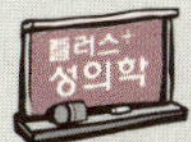

「체위」에 대하여

다양한 「체위」는 인간만의 특권이다. 모든 동물은 한 가지 「체위」로 성교를 하지만, 인간은 여러 형태의 「체위」를 이용하여 쾌락을 즐긴다. 그러나 옛날이나 지금이나 실제로 다양한 「체위」를 즐기는 사람은 그렇게 많지 않다.

고대사회에서는 대부분 「남성상위」가 행해졌다. 특히 기독교 문화권에서는 그러한 관념이 철저히 사회를 지배했다. 이에 비해 이집트에서는 여성상위가 사회적으로 용인되었다. 종교적인 면에서, 하늘은 「여신」이 지배하고 대지는 「남신」이 지배한다고 믿었기 때문에 여성상위가 용납되었던 것이다.

그런가 하면 인도나 중국에서는 다양한 「체위」가 시도되었고, 책까지 발간되었다. 중국의 「소녀경」에는 30개의 기본 「체위」 그리고 인도의 「카마수트라」에는 529개의 서로 다른 「체위」가 소개되어 있다. 그러나 현대 성의학 이론에 나타나는 기본적인 「체위」는 「남성상위」, 「여성상위」, 「측면위」, 「후면위」의 4가지로 압축된다. 나머지 「체위」는 이것을 적당히 혼합하거나 응용한 것에 불과하다.

사실 「체위」가 그렇게 중요한 것은 아니다. 두 사람이 만나서 사랑을 하고, 서로 친밀감을 느끼고 거기에 따라 자연스럽게 행동하는 것이 그 어떤 「체위」보다 훨씬 중요한 문제다. 그럼에도 간혹 분위기를 바꾸기 위해 「체위변화」를 시도해보는 것은 지속적이고도 원만한 성생활을 위해 바람직하다.

비

비가 오는 어느 날 거시기가 한 유부녀하고 즐기고 있었다. 그런데 갑자기 그녀의 남편이 돌아오는 기척이 들렸다. 거시기는 옷 입을 겨를도 없이 도망쳤다.

거시기는 벌거벗은 채 뛰다가, 조깅을 하고 있는 한 사람과 마주치게 되었다.

조깅맨 : 안녕하쇼? 항상 그렇게 옷을 입지 않고 벌거벗은 채로 조깅을 하쇼?

거시기 : 예, 스트리킹이 제 취미입니다.

조깅맨 : 아니, 그런데 콘돔은 왜 끼고 조깅을 하시오?

거시기 : 비가 올까 봐서요!

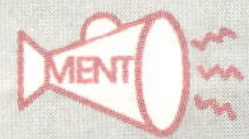

남자는 여자에게 보여주기 위해 옷을 입고, 여자는 자신의 만족을 위해서 옷을 입는다.

이 책의 정보는 최신 성의학 정보에 의해 수정 될 수 있습니다.

❓ 섹스와 건강은 함수관계다?

성관계가 건강에 좋다는 증거는 아주 많다. 주 3회의 성관계는 연간 130km를 달리는 것과 같은 효과를 낸다. 성관계는 「테스토스테론」 수치를 높여 뼈와 근육을 강화하고 양질의 「콜레스테롤」을 제공한다. 또 체내의 자연적 진통제인 「엔돌핀」이 성관계 중에 분비되는데, 이것은 두통, 편타성 상해, 관절염을 완화시키는 효과가 있다. 「DHEA」호르몬은 「오르가슴」직전에 분비되는데 이것은 인지능력을 높여주고, 면역체계를 구축해주고, 종양의 성장을 억제하고, 뼈를 튼튼하게 해준다. 여자의 경우, 「옥시토신」(남성의 애무를 받고 싶은 욕망을 촉발시키는 호르몬)이 성관계 중에 분비되어 「에스트로겐」수치가 높아져 튼튼한 뼈와 원활한 심장혈관 계통을 조성한다. 이러한 호르몬 효과는 심장을 보호하여 수명을 늘이는 것이다.

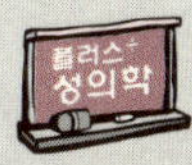

조깅과 고스톱

사람이 1.6Km 뛰어갈 때 소모되는 열량은 100Kcal인데, 고스톱을 1시간 치고 앉아 있는 사람의 소모되는 열량도 100Kcal나 된다. 이 말은 한 시간 동안 고스톱을 쳤다면, 1.6Km를 뛴 것과 같다. 그러나 고스톱의 결정적인 단점은 유산소 운동이 아니며 관절에 무리가 간다.

완전 범죄

금요일 저녁때 거시기는 본사에서 현장감독으로 초과 근무를 명령받았다. 그래서 거시기는 친구인 머시기에게 부탁했다. "어이, 머시기! 퇴근하는 길에 우리 집에 들러서 내 마누라에게 좀 늦는다고 전해주게." 머시기는 거시기의 집에 가서 거시기 마누라에게 말했다. "당신의 남편은 오늘 늦어져요. 그러니, 어때? 그 사이 나하고 으~응……." 거시기의 아내는 화들짝 놀라며 거절했다. 그러나 머시기는 물러서지 않고 끈덕지게 말했다.

"내가 100만 원을 주면 어떻겠소?"

"어머나, 무슨 그런 심한 말씀을!"

"그럼, 200만 원 드리리다."

"그래도 역시 안 돼요."

"에이, 할 수 없다. 300만 원 드리리다. 이 정도면 응할 수 있겠소?"

거시기의 마누라는 300만 원에 마음이 흔들려, 순진하게 머시기를 침실로 안내했다. 머시기는 뜻을 성취하고는, 만족해서 300만 원을 넘겨주고 돌아갔다. 그날 밤, 늦게 귀가한 거시기가 아내에게 물었다. "내가 늦어진다고 머시기 녀석이 전하러 왔던가?"

"네, 왔었어요. 곧 돌아갔습니다만."

"녀석에게서 틀림없이 나의 급여를 전해 받았겠지? 전해 달라고 주었거든."

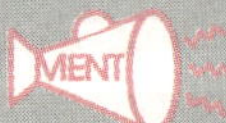

사랑과 섹스의 차이는, 하룻밤을 보내고 마음을 주느냐 아니면 돈을 주느냐의 차이다.

❓ 남자들은 사랑의 감정보다 성관계를 더 원한다?　Ｘ

여자들은 흔히, 남자들은 그저 한 가지, 성관계밖에 모른다고 생각한다. 그러나 사실은 남자도 여자 못지않게 사랑의 감정을 원한다. 하지만 남자가 마음을 열고 사랑을 받아들이는 데 필수적인 것은 바로 성적인 성취이다. 여자가 성관계에서 애정표현을 필요로 하듯, 남자는 사랑의 감정을 느끼기 위해 성관계가 필요한 것이다. 일반적으로 여자는 성적인 접촉을 갈망하기에 앞서 정서적인 만족감이 필요한 반면, 남자는 성행위 동안에 정서적인 만족감을 만끽한다. 여자가 이러한 차이를 이해하면 성관계에 대한 전체적인 시각이 바뀐다.

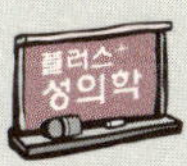

여성을 만족시키는 「피스톤운동」

「피스톤운동」의 기본 원칙은 「약입강출」과 「완입급출」이다. 삽입할 때는 약하고 천천히, 뺄 때는 강하고 빠르게 해야 한다. 그러나 주의할 것은 서둘지 말고 천천히 해야 여성의 만족감이 극대화된다.

여성들이 가장 선호하는 「피스톤운동」은 「음경」을 얕게 삽입하여, 천천히 움직여 「피스톤운동」의 횟수를 적게 하는 것. 여성은 천천히 불타오르기를 바란다. 조급한 「피스톤운동」은 남성 자신의 쾌감만 쫓기 위한 독선적인 행동이다. 「피스톤운동」은 상하운동과 좌우운동으로 나누어지는데, 이상적인 방법은 두 가지 운동 중 한 가지만 고집하지 말고 두 가지를 골고루 섞어가면서 하는 것이 가장 좋다.

JOKE

거 래

여자 연예인이 속도위반으로 교통경찰에게 적발되었다.

경찰 : 이 봐요! 당신 얼굴 좀 반반하다고 해서 마구 위반을 해도
　　　됩니…….다. 헤헤!

여자 : 어머, 죄송해요! 한 번만 봐주세요!

경찰 : 나 그렇게 꽉 막힌 사람이 아니죠. 에……. 저 숲 속에 들어가서
　　　사랑 한 번 나눈다면 위반사실에 대한 충분한 대가를 치른 것으로
　　　간주할 수도 있습니다만…….

여자 : 그렇게라도 할 수만 있다면…….

ㅡ경찰같지도 않은 경찰과 연예인같지도 않은 연예인은 합리적(?)인 거래를 맺었다. 그들은 숲 속에서!!@@##$%^&*……. 했는데 잠시 후에 여자가 뭔가 양이 차지 않았다는 눈빛을 하며 말하는 것이었다. ㅡ

여자 : 사실 말이죠. 오다가 과속한 것 말고도, 신호위반 두 번에 중앙선
　　　침범도 했는데, 모든 위반에 대한 대가를 다 치러야겠죠?

남자 : 헉! 헉! 난 더 이상 단속할 힘이 없소!

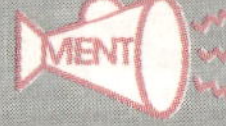

섹스에 관한 한 여자는 이유가 있어야 하고, 남자는 장소만 있으면 된다.

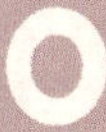

성행위 중 사망하는 성교사(性交死)를 흔히 복상사라 한다. 성관계를 하다가 배 위에서 죽었다는 뜻에서 유래됐는데, 동서양을 막론하고 복상사로 세상을 떠난 통치자가 여럿 있지만 워낙 예민한 사안인지라 비밀에 부쳐졌다. 따라서 복상사의 정확한 발생빈도는 알기 어렵다. 그러나 현대에 들어서 점차 늘어 부검 시 1% 이상 발견된다고 한다.

복상사의 특징은 여성보다 남성에서 더 흔하고, 성행위 도중보다 그 후 몇 시간 뒤 심장마비로 사망한다는 점이다. 그 원인은 남성 상위에 있다. 미국에서 건강한 남성들의 성행위 뒤 심장 상태를 점검한 실험에 따르면, 남성의 최고 심장박동수는 여성 상위에서 평균 1분에 110회였는데 비해 남성 상위에서는 127회였다. 산소 소비량도 여성 상위보다 남성 상위에서 32% 많았던 바, 심장의 부담이 큰 것이다. 더욱이 복상사의 40% 정도는 음주 뒤에 나타난다고 하는데, 전신이 피로해진 상태에다 성행위 시간이 길어져 심장의 피로가 최고조에 달하게 되기 때문이다. 또한 복상사는 부부관계보다 혼외관계에서 더 많이 발생하고, 주위 환경이 바뀌어도 늘어난다. 전문가들은 다른 여성에게서 신선미와 쾌락을 더 많이 느낄 수 있고, 부정한 일이라는 부담 때문일 것이라고 추정한다.

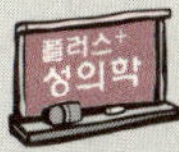

남성이 일생 동안 느끼는 「오르가슴」의 시간은?

남성의 「오르가슴」이라고 할 만한 시간은 길어야 겨우 15초 안팎에 불과하다. 30년 동안 1년에 100회(1주에 2번)의 주기로 성관계를 한다고 가정했을 경우, 남성이 일생동안 「오르가슴」을 느끼는 것은 약 12시간 남짓에 불과하다. 이래서 남자들은 횟수로 만회하려는 것이 아닐까?

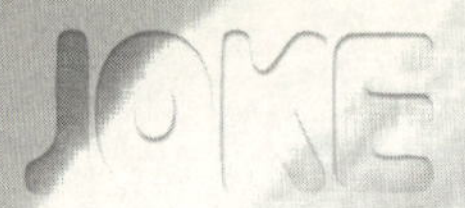

자립심

행실이 좋지 않은 여자가 있었다.

어느 날, 남편과 대판 싸웠다.

남편: 당신은 집에서 하는 일이 도대체 뭐야? 내가 죽어라
   일해서 돈 벌어다 주면 그거나 야금야금 축내고, 그것도
   모자라 카드 빚까지 지고 도대체 뭘 하냐고?
   뭐 하나 혼자서 제대로 하는 일이 있으면 얘기해 봐!

남편이 격렬하게 윽박지르며 공격을 하자 여자는 처음에는 궁지에 몰리는 것 같더니 이윽고 묘한 웃음을 날리며 말하는 것이었다.

아내: 그래요. 난 먹고 놀기만 했어요. 하지만 우리 아이들만은
   당신 도움이 없이 만들었어요!

남편: 헉!!!

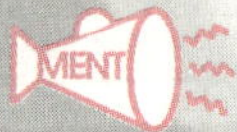
여자가 갑자기 돈을 마구 쓸 때는, 연인이나 남편에게
불만이 있는 경우이다.

'부부간에 「속궁합」이 맞지 않으면 금실이 깨진다.'고 한다. 여기서 「속궁합」은 섹스에 대한 관심도 및 만족감을 의미한다. 한 비뇨기과 의사가 수도권 거주 기혼여성들을 대상으로 부부생활에 있어 「속궁합」의 존재 여부를 여러 각도로 설문조사를 했는데, 그 결과에 따르면 여성들은 결혼 11년~15년 사이에 성적 불만이 최고조에 달하는 것으로 나타났다. 이 시기의 기혼여성들은 성적 불만을 해소하기 위해 「자위행위」를 다른 연령층의 여성보다 훨씬 많이 하는 것으로 조사됐으며, 또한 부부금실에서 「속궁합」의 중요성에 대해 무려 91.5%의 여성이 중요하게 생각한다고 대답했다. 그리고 만약 외모가 잘 생긴 남자와 「속궁합」이 잘 맞는 남자 중에 한 명을 택한다면 후자를 고르겠다는 사람이 77.5%로 압도적이었다고 한다.

설문조사에서 「속궁합」을 성관계 시 주로 육체적으로 느끼는 부부 상호간의 느낌이나 감성, 스타일의 조화로 규정했다고 하니, 「속궁합」은 성생활의 핵심적인 개념인 셈이다. 그렇다면 「속궁합」이 맞지 않으면 체념하고 살아야 할까? 아니다. 성의학자들은 좋지 않는 「속궁합」의 주요 원인은 심리에 있다고 본다. 자신이 원하는 성적 욕구를 솔직히 말하고 서로에게 맞는 「체위」를 찾음으로써, 굳이 약을 쓰지 않더라도 좋은 「속궁합」을 만들 수 있다는 것이다.

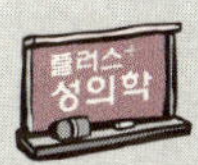

여자 여자 여자

① 분만 시 여자의 자궁 문은 평상시에 비해 500배정도 더 커진다.

② 여자가 남자보다 술에 더 빨리 취한다. 왜냐하면 여자의 몸은 54%가 물로 되어있지만, 남자의 몸은 60%가 물로 되어 있기 때문이다.

③ 여자가 남자보다 성격이 더 날카롭다. 왜냐하면 목소리의 톤이 남자보다 높기 때문이다.

파트너

부부가 함께 목장견학을 갔다. 푸른 초원 위에서 뛰어 노는 젖
소들을 보면서 부인이 관리인에게 물었다.

"수소들은 일주일에 몇 번씩 수놈 구실을 하나요?"

목장 주인이 대답했다.

"다섯 번은 족히 하죠."

이 말은 들은 부인이 남편을 흘겨보며 말했다.

"그것 봐요. 일주일에 세 번하는 게 뭐 자랑이라고."

그러자 남편이 관리인에게 물었다.

"그 수소는 매번 같은 소와 합니까?"

그러자 관리인이 말했다.

"아닙니다. 수소는 할 때마다 파트너가 바뀝니다."

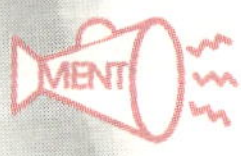

여자는 자신의 의견을 긍정해 줄 때까지, 상담을 되풀이한다.

? 남자의 성은 공격적이고, 여자의 성은 방어적이다?

「섹스 중추」는 뇌의 시상하부에 위치해 있다. 크기는 체리정도이고 무게는 약 4.5그램으로서 「여자동성애자」, 「양성애자」보다 남자의 것이 더 크다. 이곳은 특히 「테스토스테론」호르몬이 성욕을 자극하는 부위로 남자가 여자보다 10~20배 많은 「테스토스테론」을 분비하는 점을 감안할 때, 남자의 성욕이 그토록 강력하고 공격적인 것을 이해할 만하다. 바로 이 때문에 남자는 장소불문, 시간불문하고 섹스를 할 수가 있다. 여기에다 남자들은 여러 세대를 거쳐 '자신의 씨를 뿌려야 한다!'는 종족번식욕구는 사회적 격려를 받아왔다. 이에 반해 여성은 호르몬이 분비되는 양이 적기 때문에 방어적이기도 하지만, 사회적으로 볼 때 성적인 적극적 태도를 보여서는 안 된다는 억압을 받아왔다. 따라서 섹스에 대한 남녀간의 태도 차이는 늘 논쟁의 대상이 될 수밖에 없었다.

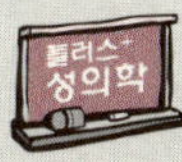

사람과 돼지

남성이 「사정」하는 데는 10~20초가량 걸리고, 약 3~5cc(반 숟가락 정도) 정도의 「정액」을 쏟아 낸다. 그 안에는 200,000,000 ~ 500,000,000개의 정자가 있다. 그러나 돼지가 「사정」하는 데는 약 10분이 걸리고, 두 컵 이상의 「정액」을 쏟아 내는데 그것에는 정자가 무려 45,000,000,000,000개 이상 들어 있다.

담배

거시기가 작아 고민하던 남자가 연애를 하게 되었는데, 그녀를 흥분시켜 같이 잠자리를 하려고 벼르고 있었다.

어느 날 밤, 캄캄한 골목길에 들어서자 남자가 여자에게 키스를 하며 슬며시 자기의 거시기를 꺼내어 그녀의 손에 갖다 대었다.

그러자 여자가 말했다.

"어머, 아직도 날 의심하는 거야? 난 담배꽁초는 안 핀다고 했잖아!"

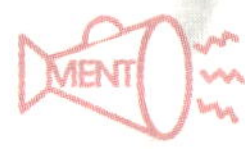 접근하는 남자는 거절하고, 미워하는 남자를 사랑하는 것이 여자의 일반적인 심리이다.

이 책의 정보는 최신 성의학 정보에 의해 수정 될 수 있습니다.

담배도 성기능 약화와 불임의 원인이 된다? 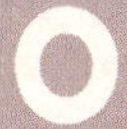

담배는 남성의 성기능에 치명적이어서 급기야는 「발기부전」까지 유발한다. 이는 연기 속에 포함되어있는 일산화탄소가 중추신경에 영향을 끼쳐, 중추신경 내의 여러 가지 신경전달물질의 활동을 억제하기 때문이다. 당장 끊는 것이 좋다.

흡연자는 비흡연자에 비해 「정액」의 양은 비슷하지만, 흡연자의 정자 활동성과 수명은 훨씬 형편없다. 게다가 흡연자의 정자는 카드늄 농도가 증가해 유전적인 돌연변이나 선천성 기형을 일으킬 수 있다. 하루 1갑의 담배를 피우면 하루동안 대기, 토양, 물, 음식물을 통해 흡수하는 「다이옥신」의 총량보다 더 많이 노출되게 된다. 그리고 담배 연기 내에 포함된 유해물질은 자그마치 5,000여 가지가 넘는다.

정상적이고 건강한 아기의 출산을 원한다면 담배를 끊는 것이 좋다. 지금 당장!

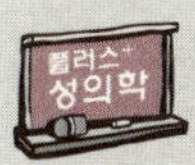

정자들의 인해전술

정자들은 남성의 몸 밖으로 나오게 되면 3~4일 밖에 살지 못한다. 그 사이에 난자가 있는 곳까지 멀고도 험한 길을 헤엄쳐 가야 한다. 3 억 마리가 동시에 출발한다고 해도 튼튼한 정자 100마리 정도만 난자가 있는 곳까지 도달 할 수 있다. 무지막지한 경쟁력이다. 또 정자는 알칼리성이라 여성의 「질」을 통과하면서 산성 물질에 녹아버리고, 자궁에 있는 백혈구들에게 잡혀 죽기도 한다. 그래서 최소한 「정액」 1cc당 2 천 마리 이상이 동시에 떠나야 「인해전술」로 임신이 가능하다.

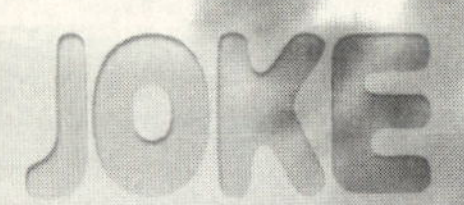

혼선

사랑하는 아내가 부인병으로 병원에 입원하자 남편이 병원 원장에게 전화를 걸었다. "원장선생님, 제 집사람 경과는 어떻습니까?" 그런데 이 전화가 공교롭게도 자동차 정비공장의 전화와 혼선이 되어버렸다.

정비사 : 네, 많이 좋아졌습니다!
남　편 : 아, 그래요! 고맙습니다.
남편은 아내의 상태가 좋아졌다는 뜻으로 알고 전화기에 대고 절을 할 정도였다. 그런데 저쪽에서 흘러나오는 다음 말이 걸작이었다.

정비사 : 그러나 저러나 꾀나 험하게 쓰셨더군요.
남　편 : 아이고, 이거 부끄럽습니다.
정비사 : 선생의 피스톤 말이죠, 너무 헐은 것 같아요. 그래서 신품으로 교환해야 할 것 같아서 제가 오늘 아침에 좀 굵은 걸로 집어넣어 테스트를 해 봤더니 상태가 아주 좋아지더라고요. 오늘 밤 제가 한두 번 더 타보면서 테스트를 잘 해 드릴 테니 걱정 말고 기다리세요.

남　편 : 웩!!!

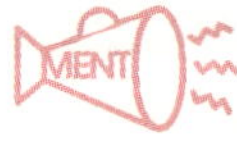
? 표의 개수는, 인생 => ? 사랑 => ?? 여자 => ???

? 무드 있는 음악은 「오르가슴」을 돕는다?

성관계 중에는 무드 있는 음악이 흐르게 하라! 그리하면 만족도가 높아지리라!

너무 조용한 곳에서 성관계를 하면, 긴장된 나머지 관계가 순조롭지 못하다. 관계를 할 때 되도록 분위기 있는 음악을 틀어놓고 하라. 여성을 성관계에 집중시켜 보다 깊은 「오르가슴」을 느끼게 하려면 이와 같은 음악 효과가 큰 도움이 된다. 참고로, 소음이 '0'인 상태에서 사람은 스트레스를 오히려 더 많이 받는다.

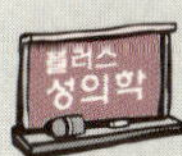

연애 초반 · 중반 · 후반의 5가지 유형

연애시절의 경험을 시간대별로 분류해보면……

① 에로 영화를 보다 숨 막히는 찐한 장면이 나오면?

　초반 = 창. 피. 해! 중반 = 죽. 인. 다!′ 후반 = 잘. 봐. 둬!

② 생일 선물로 화장품 선물을 했는데 그녀의 취향이 아닐 때?

　초반 = 잘. 쓸. 께! 중반 = 현. 금. 줘! 후반 = 바. 꿔. 와!

③ 망설이다 그녀에게 키스를 퍼부었을 때?

　초반 = 살. 살. 해! 중반 = 더. 깊. 게! 후반 = 장. 난. 쳐?

④ 그녀가 야외에서 급히 화장실을 찾는데, 화장실이 없을 때?

　초반 = 멀. 리. 가! 중반 = 보. 지. 마! 후반 = 망. 봐. 라!

⑤ 그녀의 몸과 마음이 '찌뿌둥' 할 때 기분전환 장소로?

　초반 = 노. 래. 방! 중반 = 피. 씨. 방! 후반 = 찜. 질. 방!

다이너마이트

오랫동안 연애하던 커플이 마침내 결혼을 하여 신혼여행을 갔다. 신랑신부 모두 어떻게 황홀한 첫날밤을 보낼 것인가 하는 기대감에 온몸이 후끈 달아올랐다. 마침내 호텔 방, 신랑이 기계체조로 단련된 몸을 자랑스레 내보이며 말했다.

신랑 : 자기, 어서 이리와, 지금 난 온몸이 뜨겁다고.

신부 : 나도야, 미칠 것 같아!

신랑 : 말도 마, 난 지금 심지에 불만 붙이면 금세 꽝 터지는 다이너마이트야.

신부 : 어머머, 정말! 아이, 몰라이~잉!

기대에 들뜬 신부가 재촉을 하자 신랑은 기세 좋게 옷을 훌훌 벗어 던졌다. 그러나 막상 신랑의 거시기를 본 신부가 실망하며 말했다.

"애개개, 그런데 다이너마이트 심지는 왜 이렇게 짧은 거야!"

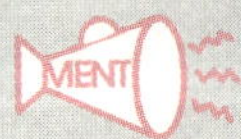

남자가 여자에게 조크를 던지는 것은 상대방에게 어떤 호의가 있다는 뜻이며, 남자의 조크는 여자에 대한 서비스 정신의 발로이다.

작은「음경」이 「발기」되면 큰 「음경」보다 더 커진다. 따라서 작은 것으로 고민하는 사람은 고민할 필요가 없다. 왜? 성관계시 압축 파일을 풀면 되니까!!??? 남성의 3대 고민은 첫째가 「조루」 둘째가 「사이즈」 셋째가 「발기부전」이다.

우리나라 남성의 평균 사이즈는 평상시 7cm, 「발기」시 12cm~15cm 정도이다. 사이즈를 잴 때는 「발기」가 되었을 때 재는데 「음경」의 윗부분을 재는 것이다.

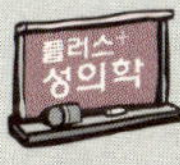

롱다리의 비애

일반적으로 여자들이 남자들 보다 7~8년 정도 더 오래 산다. 눈물과 웃음에 있어서의 감정 표현이 남자들 보다 비교적 자유로운 이유도 있지만, 또 다른 이유는 작은 사람이 큰 사람들보다(평균적으로 여자들의 키가 작다) 더 오래 살기 때문이기도 하다. 자료에 의하면 키 작은 사람이 키 큰 사람보다 작게는 6%, 많게는 20%까지 더 장수했다. 미국의 경우 173cm 이하의 대통령 5인의 평균 수명은 80.4세인 데 비하여 185cm 이상의 대통령 5인의 평균 수명은 66.8세에 불과했다. 이와 비교하여 230cm 이상 되는 거인들의 평균 수명은 39.8세에 불과했다.

째째한 남편

어떤 남자가 아내와 사랑의 행위를 할 때마다 아내에게 500원짜리 동전을 하나씩 건네주며, 돼지 저금통에 넣도록 했다.

어느 날, 사나이는 잔돈이 필요하게 되어 그의 아내에게 잔돈을 좀 달라고 했다. 마침 아내도 잔돈을 가진 게 없어서 돼지 저금통을 깨야만 했다.

그런데 돼지 저금통을 깨었더니, 만 원짜리와 오천 원짜리 지폐는 물론이고 수표까지 들어 있었다. 이게 어찌된 일이냐고 남편이 묻자 아내가 대답하기를,

"딴사람들도 당신처럼 째째한 줄 아세요?"

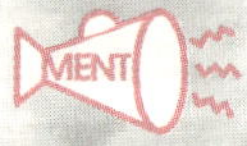

여자의 취미가 갑자기 달라지면, 누군가하고 연애를 하고 싶거나 좋아하는 사람이 생긴 것이다.

스트레스가 「발기부전」을 일으킨다?

「발기부전」은 당뇨, 동맥경화증, 외상 등 기질적 질환에 의해서도 올 수 있으나 스트레스에 의한 심리적인 요인도 무시할 수 없다. 이런 경우에는 스트레스를 해소하기 위해 등산이나 테니스, 수영 등 운동을 하거나 취미생활을 통해서 자신만의 스트레스 해소법을 찾는 것이 중요하다. 또 스트레스는 정상적인 정자의 형태를 일그러뜨려 불임의 원인이 되기도 한다. 여기서 주의할 것은 술과 담배로써 스트레스를 해소하려는 것은 절대 금물이다. 대개의 음주는 다음날 또 다른 스트레스를 불러올 수 있으므로 결코 바람직한 해소법이 아니다. 오히려 더 쌓인다.

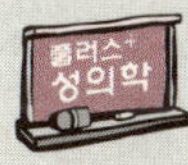

「발기」이야기

여성의 경우 큰 문제는 분비물의 조화, 즉 「질」이 얼마나 매끄러우냐와 음순의 팽창력이지만, 남성의 경우에는 얼마나 잘 일으켜 세우는가가 큰 문제이다. 바로 그 「발기」를 위해서는 뇌와 호르몬분비, 신경시스템, 근육의 상태도, 혈관의 전달능력, 그리고 「음경」내의 시스템 구비 등 그 모두가 관계됨에도 불구하고 사람들은 자꾸 「음경」만 탓하고 있다.

가끔 주간지에서 보는 힘 강해지는 「스프레이」나 약들은 당장은 써 볼만하지만, 그런 것에 길들여지면 마침내는 부부의 성생활에 치명적인 부작용을 초래하게 될 지도 모른다.

구면과 초면

다리가 짧은 여선생이 칠판에 필기를 하느라고 까치발을
하고 팔을 있는 데로 뻗었다.
그때 블라우스가 빠지면서 속살이 드러났다.
그것을 본 짓궂은 남학생들이 킥킥거리며 웃었다.
그제야 낌새를 챈 여선생이 뒤로 돌아섰다.
"얼굴 살이나 속 살이나 같은 살인데 뭘 그러니?"
그러자 한 학생이 벌떡 일어서며 말했다.
"선생님은 선생님의 속 살이 구면이지만 저희는 초면인걸요!"

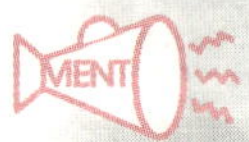

성이란 적당히 감추고 은밀해야 제 맛이 난다.

성기에 나 있는 털을 우리는 「음모」또는 「체모」라 한다. 음모는 「남성호르몬」의 작용으로 나타나는데 여기에는 사람에 따라 차이가 있다. 특히 동양인의 경우에는 음모가 많고 음모의 색이 모두 검은색으로 보이지만, 사실 머리카락과 음모의 색이 똑같은 것은 아니다. 예를 들면 금발의 머리카락을 갖고 있는 사람의 음모는 그보다 색이 약간 연하거나 갈색인 경우가 많다.

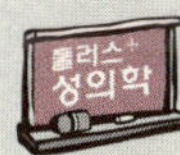

암내

겨드랑이 털과 머리카락은 겨드랑이와 두피에 고도로 밀집되어 있는 「아포크린샘」에 의해 감추어진 암내를 막아주는 역할을 한다. 「아포크린샘」은 감정에 민감하게 반응을 하는데, 특히 성적으로 자극 받았을 때 매우 활발해 진다. 머리카락 속의 암내(?)는 섹스 파트너를 흥분시키고 자극시키는 역할을 한다.

입 벌어진 남성 천국

파리에 온 어느 아랍 고관의 실화다.

파리 고관이 그를 환영하기 위해 저녁 식사 모임을 마련했는데,

그 자리에서 아랍의 고관에게 말했다.

"내방하신 것을 진심으로 환영합니다. 즐거운 이 나라를 다음에

방문하실 땐 꼭 영부인과 함께 오십시오."

이에 아랍의 고관은 연회에 동석한 미인들을 바라보며 말했다.

"아니올시다. 다음에도 혼자 오겠습니다. 샌드위치를 가지고 식

당으로 들어가는 바보는 없습니다."

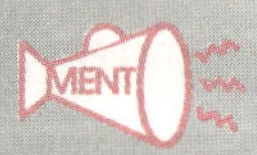

결혼을 하면 후회가 막심하지만, 안 하면 후회가 극심하다.

이 책의 정보는 최신 성의학 정보에 의해 수정 될 수 있습니다.

3쌍 중 1쌍이 이혼한다?

부부생활에 완전 KO승이나 완전 KO패란 있을 수 없다.
부부가 티격태격 싸우는 건 너무도 당연하다. 문제는 싸우지 않는 게
아니라 어떻게 싸우느냐에 있다.
다음은 건강한 부부로 사는 길이다.

① 서로에게 간섭이 아닌 관심을 갖도록 한다.

② 아이들과 시간을 많이 나누고, 잘 놀아주고, 양육과 교육문제를 부
  부가 서로 분담한다.

③ 설거지나 청소 등 집안일도 협조한다. 이건 누가 누구를 도와주는
  선심이 아니다.

④ 대화를 많이 한다. 끊임없이 의견을 나누고 교감(交感)하는 일이
  필요하다.

⑤ 부부싸움은 둘이 해결한다. 친정이나 시댁에도 가지 말고, 욕이나
  손찌검은 절대로 해서는 안 된다. 그리고 아이들이 말귀를 알아들
  을 정도로 크면 더 이상 싸우면 안 된다.

⑥ 마음이 열린 성관계를 해야 한다. 서로에게 자신이 좋아하고 싫어
  하는 「체위」나 행위를 솔직하고 분명하게 표현한다.

⑦ 상대방의 기분상태를 항상 고려한다.

⑧ 다른 커플과 비교하지 않는다. 남의 떡이 더 커 보이기 때문이다.

⑨ 부부간에 스킨십을 많이 한나. 출근길, 퇴근길, 아침에 일어날 때
  도 마찬가지다.

⑩ 침실에서는 어떤 형태의 성관계라도 다 가능하지만, 먼저 부부간
  의 합의가 필요하다.

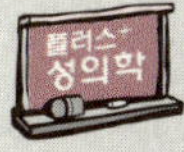

부부 싸움할 때 아내의 소리

① 남편이 성적으로 약한 경우.　　　　　　　"사람이 우예 밥만 묵고 사노?"

② 남편이 성적으로만 강한 경우.　　　　　　"네가 짐승이지 사람이냐?"

③ 경제적, 성적으로 다 만족을 줄 경우.　　　"잘났어. 정말!"

④ 경제적, 성적으로 다 불만스러울 경우　　　"니가 나한테 해준 게 뭐가 있노?"

쓸모없는 남편

세일즈맨인 남편이, 비행기를 놓쳐 할 수 없이 집으로 자동차를 가지러 급히 되돌아왔다. 그런데 침실에서 아내가 어느 험상궂은 사나이에게 몸을 맡기고 한참 정사를 벌이고 있었다. 이를 본 남편은 눈이 뒤집혔다. 그리고 고함을 쳤다.

"여보! 당신은 어째서 다른 남자를 침실에 끌어들였지?"

"아무것도 아니에요."

옷을 주섬주섬 입으며 아내는 말을 이었다.

"이 사람은 지나가던 걸인인데요, 무엇이든 남편이 사용하지 않는 것이 있으면 달라고 해서요."

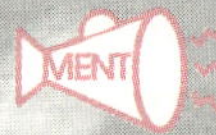

여자는 질투심이 일어나면, 냉정한 판단력을 잃는다.

여자는 성적 욕망과 흥분이 강렬해지기 전까지, 노골적이지 않은 부드러운 손길을 원한다. 예를 들면 손가락이나 손바닥으로 단번에 그녀의 유방을 움켜쥐기 보다는 잠시 그 주위를 맴돌면서 조금씩 접근해야 한다. 그리고 막상 때가 되면 시치미를 뚝 떼고 손길을 다른 곳으로 옮겨 다시 시작하는 것이다. 남자는 가장 민감한 부분을 직접 자극해 주기를 바라지만, 여자는 점차 그곳으로 접근하는 방식을 더 좋아한다.

 남자와 달리 여자는 근사한 성관계를 즐기기 위해, 우선 긴장을 풀고 편안한 마음으로 분위기를 만들어 가고 싶은 욕구를 갖기에 성행위 전에 은은한 조명 아래서 느긋한 기분으로 따뜻한 거품 목욕을 즐기라고 권유한다. 남녀의 차이를 깨닫기 전까지는 필자도 그 말을 이해할 수가 없었다.

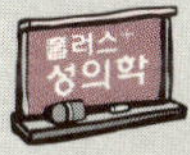

「전희」는 성관계의 준비운동에 해당한다.

「전희」란 성행위로 들어가기 위한 예비적 단계로 매우 중요한 의미를 가지며 그 형태도 다양하다. 가벼운 키스, 애무, 포옹에서부터 강렬한 키스나 성기의 애무에 이르기까지 성행위의 준비단계로 서로의 성감대를 자극하는 것이다.

「전희」없이 성관계를 한다면, 준비운동을 하지 않고 격렬한 운동에 돌입하는 것과 같다.

남편의 복수

중병으로 병석에 누운 거시기가 아내를 머리맡에 불러 말했다.

"한 가지 부탁이 있는데, 들어 주겠다고 약속해 주오."

이에 아내는 선뜻 대답했다.

"좋아요. 당신 부탁이라면 무엇이든지 해드리겠어요."

그래서 거시기는 말을 이었다.

"내가 죽으면 이웃집 머시기의 아내가 되어 주구려."

아내가 깜짝 놀라서 그 연유를 물으니 그는 이렇게 말했다.

"그 녀석에게 복수를 해 주는 거야. 그 녀석이 2년 전에 나를 속여 우유도 나오지 않는 젖소를 내게 팔았었거든."

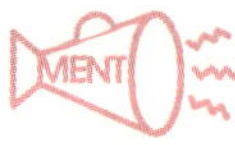
연애는 여자의 일생에서 역사이지만, 남자의 일생에서는 삽화에 지나지 않는다.

? 가슴 운동을 하면 유방이 커진다?   X

'양팔을 오므렸다 펴라. 또 가슴을 이리저리 흔들어라. 그러면 가슴
이 커진다.' 는 말은 사실이 아니다. 우선 유방은 지방조직으로 되어
있기 때문에 어떠한 체조나 운동으로도 커지지 않는다. 다만 그러한
체조로 앞가슴 아래의 근육을 단련시킬 수 있다. 다시말해 가슴둘레
의 근육은 키울 수 있지만, 가슴 자체는 커지지 않는다.

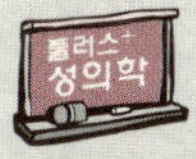

여자의 유방

여자는 왼쪽 유방이 오른쪽 유방보다 약간 크다.

정확한 이유는 아직 확인되지 않았지만, 아마도 끊임없는 심장박동의 마시
지 효과가 아닐까 싶다. 유방은 지방 덩어리이기 때문에, 다음과 같은 유리
한 점도 없지 않아 있다.

① 왼쪽이 더 크면, 타격으로부터 완충작용을 더 해줄 수 있기 때문에 심장
　에 무리가 적다.

② 심장을 향해 날아오는 총알의 관통력을 줄일 수 있어 생존율을 높인다.

③ 달리기를 할 때, 유방끼리 충돌하는 사고(?)를 줄여준다.

마음

첩을 가진 남편과 오랜만에 잠자리를 같이 한 아내가 말했다.

"여보. 당신 건성으로 이러시죠?" 하고 응석을 떨었다.

"그게 무슨 소리지?"

"당신 솔직히 몸은 여기 있지만 마음은 작은 집에 가있지 않아요?"

남편은 얼싸 좋다 말했다.

"그러면 앞으로는 몸은 그쪽에다 두고, 마음은 항상 당신한테 두기로 하겠소."

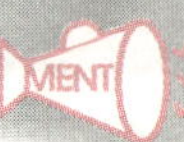

여자의 토라짐은, 응석이다.

남자는 결혼식장의 통로를 걸어내려 오면서, 드디어 필요할 때마다 섹스가 무제한으로 공급 될 것(밤마다 천국)이라고 생각한다. 연구조사에 의하면 결혼한 남자는 독신남에 비해 더 많은 성관계를 한다. 유부남 25 ~ 50세 사이의 남자들이 평균 주 3회의 성관계를 하는 반면, 독신 남들은 결혼한 남자의 50% 정도의 횟수를 유지한다. 일주일에 적어도 두 번 이상 성생활을 즐기면 그렇지 않은 사람에 비해 1.5배정도 오래 살고, 독수공방하는 독신남녀는 이들에 비해 사망률이 두 배 이상 높다는 연구결과가 나왔다.

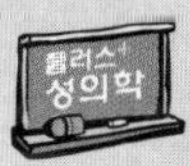

청소년기의 「자위행위」

청소년기의 「자위행위」는 타인에게 해를 끼치지 않으면서 왕성한 성욕을 해소할 수 있다는 긍정적 측면이 있다. 그리고 정상적인 「자위행위」를 할 줄 알아야 여러 가지 성기능 장애를 예방할 수 있다. 치료라는 측면에서 보면 「자위행위」는 성기능 장애인 「조루증」, 「여성불감증」, 「심인성발기부전」을 치료하는 중요한 첫 단계이기도 하다.

아직도 많은 사람들이 일반적으로 과도한 「자위행위」에 대해 그 위험성을 경고하고 있으나 과도하다는 기준이 모호하다. 왜냐하면 청소년의 경우 1주일에 두 번 내외가 적당하다고는 하지만 사람에 따라 더 할 수도, 덜 할 수도 있기 때문이다. 그러므로 습관적인 「자위행위」보다, 성욕을 주체할 수 없는 상황에서의 「자위행위」가 적당하다고 할 수 있다.

무릎 꿇은 아내

한 사나이가 친구에게 말했다.

"어제 마누라와 싸움을 했어. 서로가 다투고 난 끝에 결국

내 앞에 무릎을 꿇게 했지."

이에 친구가 말했다.

"그거 잘했군. 그런데, 자네 부인이 무릎을 꿇고서 뭐라고

말하던가?"

사나이가 대답했다.

"침대 밑에서 어서 나오지 못해!!!"

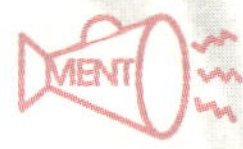

남자 같은 여자일수록, 그 내면 세계는 솔직하며 순종적인
여성미가 있다.

한방정보에 의하면, 봄에하는 성행위는 「여성상위」가 좋은데, 이는 남성의 양기를 보호하고 여성의 음기를 깨우는 역할을 하기 때문이다. 또 봄에는 평소 인체의 경혈(頸血)이 경락(經絡)을 따라 원활히 흐르도록 단추나 허리띠 등을 느슨하게 풀어주는 것이 좋다. 밤에는 배꼽주위, 「회음부」와 「고환」「검지끝부분」「발바닥」등을 살이 뜨거울 정도로 마사지하면 기(氣)가 잘 순환돼 정력 강화에 도움이 된다. 특히 발은 경혈의 집합체로써 발바닥 중앙에 쑥 들어간 용천(湧泉)혈을 꾹꾹 눌러 주면 피로회복과 정력 강화에 그만이다. 그리고 샤워를 할 때 강한 물로서 발바닥을 자극하는 것도 효과적이다.

또 아침에 일어나 「음경」이 「발기」하면 손으로 앞부분을 지그시 감싸서 눌러주는 동시에 괄약근을 힘껏 조였다가 손을 놓거나, 소변을 볼 때에는 입을 꽉 물고 발끝으로 서서 일을 보면 신(腎)이 강해져서 정력이 좋아진다. 이때 소변을 보다가 멈췄다가 다시 보는 동작을 반복하면 침실에서 타이밍을 조절할 수 있는 근력이 생긴다.

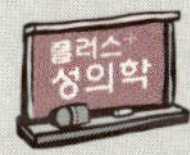

성행위 시간

보통 성인들의 성행위 시간은 ⅔ 가량이 5분 정도이고, 나머지는 10분 이상이다. 한 통계 자료에 따르면 인간이 성행위에 소모하는 시간은 전생애 중 6개월 정도이고, 이 중에서도 절정 감을 느끼는 시간은 불과 15~18시간에 지나지 않는다고 한다.

최근에 부부를 대상으로 한 국내 조사에서 행위시간이 3~5분인 부부가 전체 조사대상 부부의 38%로 제일 많았고, 5~10분이 32%, 10분 이상이 22%였으며 1 분 이내인 경우도 8%나 되었다.

유부녀

신혼여행의 호텔 방에서 한참 열이 올라서 신부가 콧소리로 물었다.

"여보! 언제나 지금처럼 절 영원토록 사랑해 주어야 해요."

"그거야 물론이지. 난 옛날부터 유부녀를 무척 좋아했으니까……."

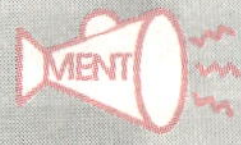

남녀가 호텔 문을 들어설 때, 남자는 10분 후를 생각하고
여자는 1년 후를 생각한다.

이 책의 정보는 최신 성의학 정보에 의해 수정 될 수 있습니다.

? 섹스도 조깅만큼 건강에 유익하다?

섹스는 조깅과 마찬가지로 아드레날린 호르몬 분비의 증가로 호흡과 맥박이 빨라져 심장과 폐를 좋게 하는 운동이라고 독일의 「프로인딘」잡지가 의학전문가들의 말을 인용해 보도했다. 그리고 베를린의 성의학 전문가인 「콘라트 슈프라이」박사는 이 잡지에서 '격렬한 섹스는 기분을 좋게 할 뿐 아니라 병에도 저항력을 갖게 한다.'고 밝혔고, 성행위 자체뿐 아니라 뜨거운 시선, 애무, 키스 등도 비슷한 효과가 있다고 설명했다.

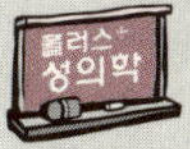

섹스와 달리기

1주일에 3번씩 성관계를 할 경우 7천 5백㎉가 소모되며, 이것을 1년 간 합산하면 120㎞를 달린 셈이다.

양손으로

뛰어나게 매력적인 아름다운 처녀가, 어느 겨울 높은 산으로 스키를 타러 갔다가 호텔 예약을 안 하고 온 바람에 빈 객실이 없었다. 그런데 호텔의 지배인이 그녀를 가엽게 생각해서 말했다.

"우리 호텔에 굉장히 큰 침대가 놓인 방이 있는데, 그 방엔 유명한 신사 두 사람이 묶고 있습니다. 그분들에게 부탁해서 침대 한 구석에서라도 주무시는 게 어떻겠습니까?"

두 신사는 기꺼이 승낙했고, 그 처녀를 침대 가운데 두고 같이 잤다. 물론 하늘을 우러러 한 점 부끄러움이 없는 청렴결백한 하룻밤이었다. 그런데 이튿날 아침 두 남자는 피로한지 축 쳐져 일어나질 못했다. 이와는 반대로 처녀는 장미꽃처럼 생기 있는 얼굴을 하고 침대를 내려와 화장을 하면서 두 남자에게 말했다.

"저는 어젯밤 이상한 꿈을 꾸었어요. 끝없는 스키슬로프를 미끄러져 내려가는데 앞쪽에 장애물이 있어 양손으로 스틱을 꽉 붙잡고, 쥐었다 놨다 하며 장애물을 피해 내려갔어요."

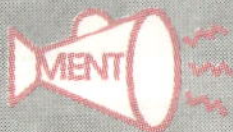

여자는 왠지 높은 곳에 가면 섹시한 기분이 든다.
밤의 데이트 코스로서는 높은 곳이 좋다.

성인남자의 90% 이상이 「자위행위」를 한다. 결혼을 해서 행복한 성생활을 누리고 있는 남성도 예외는 아니다. 「전희」시 자신을 흥분시키기 위해서뿐만 아니라 상대방을 흥분시키기 위해서 의례 「자위행위」를 하는 부부도 많다. 심리적으로 죄의식이나 수치심을 느끼지 않는다면 「자위행위」를 해서 해로울 것은 없다.

그러나 남성이 하루에 세차례 이상 「자위행위」를 할 경우 「음경」의 림프관이 부풀어서 「림프낭종」을 유발 할 수 있다. 물론 성관계를 지나치게 자주 할 경우에도 마찬가지이다. 「림프낭종」은 며칠 간 금욕을 하면 자연적으로 사라진다. 여성도 지나치게 「자위행위」를 많이 할 경우 「음문조직」이 충혈 되어 「오르가슴」시 근육이 수축될 때 통증이나 불쾌감 을 느낄 수 있다. 물론 이때도 며칠 간 금욕하면 증세가 나아질 수 있다. 「자위행위」의 유해 여부에 대해서는 다소 논란의 여지가 있지만, 현재 의학계에서는 대체로 긍정적으로 평가한다.

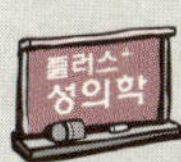

「자위행위」의 평균시간?

「자위행위」평균 시간은 남녀 모두 평균 4분 정도인 것으로 조사되고 있다. 여성들의 경우 반복 「오르가슴」이 가능하기 때문에 다소 남성보다 오래하는 경향도 있다. 청소년기의 경우 1주일에 두 세 번이 적당하다고 하며, 「자위행위」는 일탈이 아닌 성숙과정으로 보아야 한다.

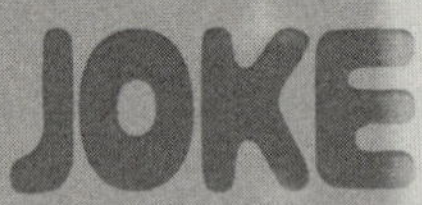

실토

A : 이봐, 저기 저 키 큰 갈색머리 있지. 저게 내 마누라고.
그리고 그 옆에 있는 금발머리 있지? 저게 내 정부야!
B : 그것 참 신기하군, 나는 그 반대거든!

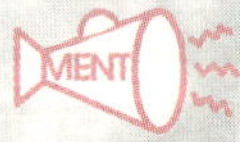

남자는 여자에게 자신이 첫 남자이길 바라고, 여자는 남자
에게 자신이 마지막 여자이길 바란다.

남편의 잦은 외도는 아내를 암환자로 만든다?

자궁경부암은 매년 7,000명 정도가 새로 걸리는 국내 여성암중 가장 발병률이 높은 암이다. 이 암은 90% 이상이 인간 파필로마 바이러스(HPV)에 감염된 이후, 증세가 진행되어 생기는 것으로 밝혀졌다. 조기에 발견하면 완치할 수 있지만 연간 1,500~2,000여명이 적절한 치료시기를 놓쳐 목숨까지 잃는다. 「HPV」의 종류는 80여 가지로 알려져 있고, 전염성이 강해 주로 성관계에 의해 전염된다. 에이즈의 경우 콘돔을 사용하면 90%이상 예방이 가능하나 「HPV」는 75%에 그친다. 또 콘돔을 사용했다 해도 콘돔이 닿지 않는 「회음부」(성기와 항문 사이)나, 성기 주변에 있던 「HPV」가 단 한번의 성관계로 생긴 미세한 상처를 통해 전염이 될 수 있다.

이 바이러스는 성관계 상대를 자주 바꿀수록 그만큼 감염될 확률이 높아 외도가 잦은 남편이 감염되고, 이를 다시 아내에게 옮기는 역할을 하게 된다.

또 「HPV」는 성생활이 문란한 여성, 사춘기 등 이른 나이에 성관계를 시작한 여성늘도 설릴 확률이 높다.

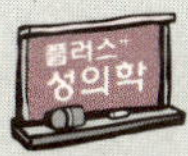

축구와 섹스의 공통점 8가지

① 선수들간의 호흡이 중요하다.
② 체력은 물론 정신력과 테크닉이 필요하다.
③ 넣는데 목적이 있다.
④ 넣는 순간 괴성을 지른다.
⑤ 도중에 폭력을 쓰면 사회적으로 매장 당할 수 있다.
⑥ 철없는 사람은 골목에서도 한다.
⑦ 직접 하는 것을 좋아하는 사람과 구경하는 것을 좋아하는 사람이 있다.
⑧ 홈경기 이외에 원정경기도 있다.

법관이 좋아

부잣집 아들이 아버지에게 충분한 용돈과 자유스런 행동을 요구했다. 아버지는 20세가 될 때까지 기다리라고 했다. 드디어 아들이 20세가 되자 아버지는 일단 아들과 약속한 일이므로 아들의 요구를 들어 준 후, 아들에게 물었다.
"그런데 너는 그 돈으로 무엇을 할 생각이냐?"
"우선 오늘 밤, 창부 집에 가서 멋진 아가씨와 놀려고 해요."
"그건 안 돼, 절대로 허락할 수가 없다!"
"하지만 아버지는 제가 20세가 되면 무슨 짓을 해도 좋다고 약속을 하셨잖아요?"
"그렇지만 그런 곳에 가다가는 네가 몹쓸 병에 걸리게 돼."
이렇게 부자간에 큰소리로 말다툼하고 있을 때, 마침 마을의 법관이 집 앞을 지나가다가 집안으로 들어와서 아버지에게 말했다.
"그렇게 흥분할 것 없소! 우선 당신의 아드님 일은 제게 맡기시지요."
그렇게 해서 법관은 아들을 다른 방으로 데리고 가서 열심히 설득했다.
"그런 곳에 가면 아버지께서 말씀하신 대로 너는 병에 걸리게 된단다. 네가 만약 병에 걸리게 되면 가정부에게 옮겨질게 아니냐. 그렇게 되면 아버지께서 병에 옮아서 다음에는 너의 어머니에게 옮게 돼. 그렇게 되면 나에게도 옮아버리는 거야. 나에게 옮게 되면 온 마을 아가씨들에게 옮게 되는 것은 불가피한 일이지. 이거야말로 큰일이 아니겠니? 그러니까 아버지의 말씀을 듣고, 그런 곳에 가지 않는 게 좋아 내 말 알아듣겠는가?"
아들은 이 말을 듣고 깜짝 놀라, 하루 저녁 생각해 보겠다고 말했다. 이튿날 법관이 찾아와서 아들에게 물었다.
"어때. 단념할 수 있겠니?"
"예, 그만두기로 했습니다."
"좋아, 좋아! 너는 부모에게 효도하는 사람이야. 그래 너는 앞으로 무슨 일을 하겠니?"
"예, 저는 당신처럼 법관이 되겠습니다."

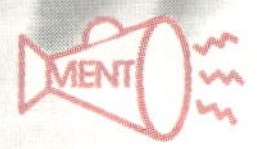
멋있는 여자와 다니면 랭킹이 올라간다.

정자를 만들어내는 시점부터를「남자 제 2의 성」이라고 한다. 이 때부터「자위행위」가 시작되고 점막으로 되어있는 음경, 입, 코, 귀 등을 건드리면 눈을 감고 몸을 움츠리기도 하며 기분이 좋아진다는 것을 느낀다. 하지만 이것들 중 남성의「음경」은 약간 달라서, 15~16세까지는 점막형태로 조그만 자극에도 화끈해지지만, 점점 나이가 들어 30세전 후에 피부로 변해 둔감해 진다. 반면에, 여자는 시간이 흘러도 늘 점막 그대로의 상태로 유지한다.

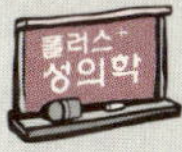

남성의 연령과 성적반응

일반적으로 남성은 10대 후반에서 20대 초반이 성적인 욕구나 능력 면에서 가장 왕성한 시기로 하룻밤에 4~8회까지의 성행위도 가능하다. 왜냐하면 성호르몬의 분비가 활발할 뿐 아니라 성적 자극에 의해서도 생리적으로 흥분하지 않는 「불응기」가 수초에서 1분 이내로 매우 짧기 때문이다. 20대 후반에 들어서면 성적 긴장이나 절박감이 서서히 줄어들며 불응기도 점차 길어지고, 40대에이르러 서는 성감이나 성욕이 뚜렷하게 약해지고 「오르가슴」의 추구도 예전과 같지 않다. 50대가 되면 보다 적극적이고 강력한 성적 자극이 있어야만 성적 흥분기에 들어선다. 60세 이상에서는 성적반응이나 성욕 등이 급격히 감소하여, 특별한 경우가 아니고는 성에 대한 생각없이 수 개월 동안 다른 일에 전념할 수 있게 된다.

화성인과의 스와핑(swapping)

권태기에 빠진 부부가 화성으로 우주여행을 떠났다. 그곳에서 우연히 화성인부부를 만나게 되었는데, 그들 역시 권태기였다. 그래서 지구남편은 화성부인과, 지구부인은 화성남편과 합의 하에 서로 파트너를 바꿔(스와핑) 화성의 호텔 방에서 하룻밤을 지내기로 했다. 잠시 후, 지구부인은 화성남편의 물건을 보고 너무 실망했다. 이 때 화성남편이 지구부인에게 미소를 띠며 말했다.
"그렇게 있지 말고 어서 와서 내 귀를 힘껏 잡아당겨 보시오."
지구부인이 화성남편의 귀를 잡아당기자, 이게 웬일인가? 물건이 점점 길어지는 것이 아닌가! 이어서 화성남편이 또 말했다.
"이번엔 귀를 빙글빙글 돌려보시오."
지구부인이 화성남편의 귀를 빙글빙글 돌리자 이번엔 물건이 두꺼워지는 게 아닌가!
그 날 밤 지구부인은 일생에서 가장 황홀한 밤을 보냈다.
다음날 아침, 지구부인이 자기 남편을 만나보니 남편의 얼굴이 무척 야위어 보였다. 지구부인이 남편에게 물었다.
"여보, 어젯밤 어땠어요?"
그러자 남편이 하는 말, "말도 마, 귀빠져 죽는 줄 알았어!"

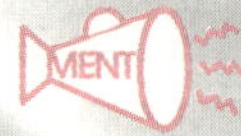

남성을 느끼게 하는 것에 대해 생리적인 혐오감을 가지는 여자는, 반대로 남성에 대해 성적인 관심이 지나치게 많은 경우가 많다.

스와핑은 서로의 배우자를 바꿔 섹스 파트너로 삼는 것으로 혼음과는 엄연히 구분된다. 혼음은 몇 쌍의 남녀가 뒤섞여 성관계를 하는 것이라면, 스와핑은 배우자의 동의를 얻은 상태에서 각자 상대편 배우자와 교환 섹스를 하는 것이다.

스와핑의 유래는 제2차대전 직후로 거슬러 올라간다. 당시 미군장교의 집단 거주지에서는 키클럽(Key Club)이라는 비밀스러운 모임이 생겼는데, 이 클럽의 회원들은 각자 아내가 기다리는 장교 숙소의 현관문 열쇠를 섞어 넣고 제비뽑기를 한 후 당첨된 집에서 하룻밤을 지냈다. 색다른 섹스를 즐기기 위한 이 놀이가 스와핑의 원조인 셈이다. 지금까지 밝혀진 바에 따르면 회원제로 운영되는 스와핑 단체의 구성원은 대부분 고학력에 경제력이 있는 사람들이라고 한다. 이들은 정기적으로 만나 섹스를 교환하며 비밀 엄수를 절대조건으로 삼고 있다.

스와핑은 육체와 정신을 별개로 여기는 부부관을 바탕으로 하고 있다는 점에서, 도덕적 사회적으로 많은 염려와 파장이 우려된다.

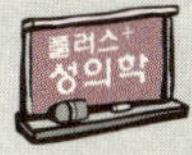 ## 남녀의 섹스생각

전반적으로 볼 때 대부분의 남자는 높은 성충동을 갖는데 반해 대부분의 여자는 낮은 성충동을 보인다. 「킨제이 연구소」의 한 연구는 남자의 37%가 매 30분마다 섹스를 생각하는 반면, 여자는 11%만이 그런 생각을 한다는 것이다. 남자의 경우 「테스토스테론」호르몬이 계속 체내에 분비되어 성충동이 높고, 언제라도 섹스를 할 준비가 갖추어져 있는 것이다.

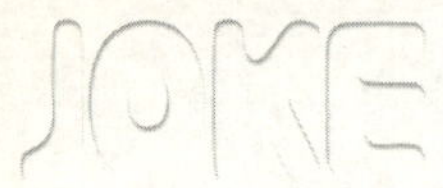

신체검사

신체검사를 받으러 간 거시기. 신체검사 불합격 판정을 받기 위해 시력을 속이기로 했다.

시력검사관이 가장 큰 글자를 가리키며 보이느냐고 물어봐도 거시기는 무조건 안 보인다고 오리발을 내밀었다.

화가 난 여자 검사관이 웃옷을 벗고 자기 가슴이 보이느냐고 물었다.

그래도 계속 안 보인다고 하자, 여자 검사관은 거시기에게 다가가 말했다

"안 보여? 그런데 그게 왜 서, 이 짜샤!"

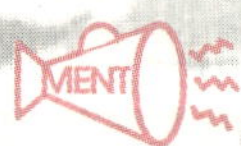

사랑의 자극은 남자한테는 눈으로 스며들고, 여자에게는 귀로 스며든다.

이 책의 정보는 최신 성의학 정보에 의해 수정 될 수 있습니다.

뚜껑을 열어봐야 안다. 이 것은 정비례도 아니고 반비례도 아니다. 그러나 배가 나온 뚱뚱한 사람은 반드시 작다. 왜냐하면 복부의 지방이 「음경」을 줄어들게 하기 때문이다. 이 말은 뚱뚱한 사람이 뱃살을 빼면 「음경」이 길어진다는 말이 된다.

세계적으로 「음경」이 가장 큰 사람은 흑인으로 대부분 알고 있는데, 북유럽 사람들이 가장 크고 그 다음이 흑인, 그 다음이 동양인이다.

기네스북에 올라가 있는 가장 긴 「음경」의 길이는 26cm이다(1970년 '포럼'지에 실린 것은 23㎝).

그러나 남성다움은 사이즈가 아니다. 「오르가슴」없는 10번의 성관계는, 1번의 「오르가슴」만 못하다.

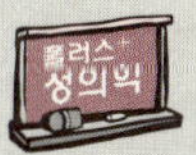

섹스 능력 강화비법, 배로 웃기

복식호흡이 어렵게 느껴지는 사람은 배로 웃는 복부 웃음을 연습해 보자. 복부 웃음은 복부 전체를 골고루 움직여주는 방법이다. 세일즈맨이 짓는 의도적인 웃음이 아니라, 가까운 친구와 함께 있을 때 나누는 자연스러운 웃음을 생각하면 쉽다. 간혹 복부 웃음을 연습하다가 위통을 느끼는 사람이 있을 수 있는데, 그것은 복부 근육을 자주 사용하지 않았기 때문에 생기므로 크게 걱정하지 않아도 된다.

〈방법〉

① 등을 곧게 펴고 발을 어깨 너비 가량 벌린 채 의자에 앉는다.

② 손을 복부 위에 얹고 복부에서부터 웃기 시작한다. 이때 위장이 진동하는 것을 느낀다.

복부 웃음은 횡격막의 이완을 돕고 다량의 에너지가 솟아나게 하는 효과가 있다. 복부 웃음이 익숙해지면 몸 전체에 더욱 강렬한 「오르가슴」과 건강의 증진을 위한 에너지가 흐르는 것을 느낄 수 있다.

이 책의 정보는 진료나 치료를 목적으로 사용할 수 없습니다.

단 두 번

첫날밤을 치른 신랑이 심각한 표정으로 담배를 뻑뻑 피우며 신부에게 물었다.

"자기, 혹시 나 말고 다른 남자랑 사귀었던 적 있지?"

신부는 펄쩍 뛰었다.

"아니, 어떻게 그런 심한 말을……."

신랑이 슬슬 어르고 달랬다.

"괜찮아~. 요즘 세상에 한두 번 그럴 수도 있는 거지 뭐."

그러자 신부가 눈물을 흘리며 털어놓기 시작했다.

"사실은 딱 두 번 있었어요. 한 번은 축구팀 이였고요, 두 번째는 오케스트라였어요."

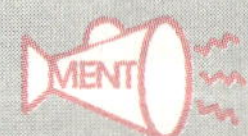

남자 앞에서 태연히 눈물을 흘리는 여자는 생활이 제 멋대로인 경향이 많다.

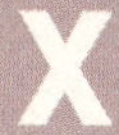

「질경련증」은 질이 경련을 일으키는 것이고, 「질건조증」은 여성이 흥분하면 「애액」이 분비가 되어야 하는데, 이것이 안 되는 증상이다. 「질건조증」은 성적 흥분도와 일치하지 않는다. 특히 「폐경」으로 인해 「질건조증」이 발생할 수 있는데 이때는 반드시 수용성 젤리를 선택해야 한다.

「질 경련」은 처음 성경험을 할 때 주로 나타나며 경미한 「질경련증」은 좀 무식한 방법이지만 남편이 이를 무시하고 그냥 밀어붙이면(?) 좋아지며, 아무리 심한 환자라도 치료가 가능하다.

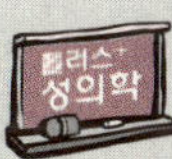

여자 그리고 비밀

여자들은 과거 남자의 일이 항상 마음속에 무겁게 자리 잡고 있기 때문에 차라리 털어놓으면 마음이 홀가분할 것 같은 기분이 든다. 그러나 이것은 당신의 마음을 편하게 할지 모르지만 남자를 고문하는 행동이다. 남자들은 자신의 신부가 이 세상에서 가장 순결한 여자이기를 바란다. 그런데 이런 남자의 마음도 모르고 과거에 사귄 남자의 이야기를 늘어놓는 것은 불행을 자초하는 일이다. 그저 그 일은 그대와 하늘만이 아는 것으로 가슴속에 묻어 두는 것이 좋다. 아무런 과거가 없다는 말을 듣고 싶은 것이 남자의 마음이기에……

가운데 손가락의 쓰임새

권태기에 빠진 남자가 있었다. 그런데 그 남자의 부인은 하룻밤도 그냥은 잘 수 없는 체질이었다. 그래서 그 남자는 매일 밤이 고달프고 힘든 날의 연속이었다.

그 남자가 하루는 친구에게 사정 애기를 했더니, 친구가 충고했다.

"자식~. 그것도 고민이냐? 오늘부터는 거시기만 혹사시키지 말고 이걸 쓰란 말이야, 이걸!" 하면서 오른손 중지를 들어 보였다. 순간 남자는 모든 고민이 일시에 사라지는 상상을 머릿속에 떠올렸다.

'호호호~.'

드디어, 그 날도 예외 없이 부인은 교태 어린 몸짓으로 남편에게 다가왔다.

남자는 그윽한 표정을 지으며 가운데 손가락을 번쩍 들어 올렸다.

그리고는 가운데 손가락으로 부인의 이마를 찍어 내리듯 밀면서 말했다.

"자라, 자! 제발, 잠 좀 자라!"

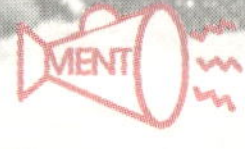

신혼 초에는 애교로 보이는 것이, 시간이 흐르면 흐를수록 푼수로 보인다.

? 「질수축력훈련」은 불감증 치료에 도움이 된다?

「질수축력훈련」은 독일의 산부인과 의사인 「케겔」에 의해 알려진 훈련방법으로 소변을 볼 때 멈추게하는 근육에 4초 동안 힘을 주었다가, 4초 동안 힘을 뺀다. 이것은 항문에 힘을 주는 것이 아니고, 소변볼 때 쓰는 근육에 힘을 주는 것으로 하루 100번씩, 한 달만 하면 몰라보게 좋아진다. 이 훈련은 폐경 나이에 상관이 없는 골반운동으로 한번에 100번이 아니라도, 한 만큼 도움이 된다. 그리고 나이와 상관이 없다. 물론 「폐경」과도 상관이 없다.

훈련방법은 처음엔 검지를 「질」안에 넣고 조이기를 하다가, 어느 정도 지나고 나면 중지까지 넣고 조이기를 한다. 손가락이 아플 정도로……

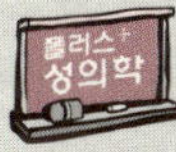
섹스와 휴대폰의 공통점 10가지

① 사람들이 많이 모여 있는 곳이나 공공장소 등에서 하면 된통 욕먹는다.

② 세워서 하면 잘 된다(안테나).

③ 때와 장소를 가려서 하는 것이 좋다.

④ 연인들은 밤새며 하는 경우가 많다.

⑤ 차안에서 하면 위험하다(법적으로 금지해야 한다).

⑥ 손가락으로 누를 때 소리가 난다.

⑦ 가끔은 이게 없으면 몸이 편할 텐데 하는 생각도 든다.

⑧ 대부분 오래 할 때는 야간을 이용한다.

⑨ 가끔은 남의 것을 사용하고 싶을 때가 있다.

⑩ 요즘 애들은 자주 바꾼다.

비밀요원

한 사내가 길을 가고 있었다. 그런데 갑자기 어딘가에서 검은 코트를 입고, 검은 안경과 중절모를 쓴 남자가 나타나 그의 팔을 잡고 어디론가 데리고 가는 것이었다.

끌려가는 그는 국가 기밀을 팔아먹은 적이 있었으므로, 늘 불안해 하던 중이었다.

그래서 그는 끌려가지 않으려고 버둥거렸다. 하지만 끌고 가는 남자의 힘이 엄청나서 끌려가지 않을 수가 없었다.

자포자기한 사내는 그 남자의 정체만이라도 알고 싶어서 물었다.

"당신 도대체 어디서 왔소? KGB 요?"

그 남자는 굳은 표정으로 고개를 가로 저었다.

"그럼 CIA 란 말이요?"

역시 고개를 가로 저었다.

"그럼 도대체 당신의 정체는 뭐요?"

그제야 그 남자가 음흉한 미소를 지으며 말했다.

"아니, 난 GAY 요."

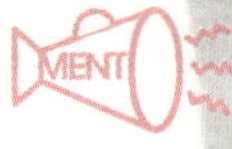

간섭 없이 자유롭게 사는 것이 독립의 조건이라면, 여자와 결혼해서는 안 된다.

누구나 한번쯤은 동성애를 느낄 수는 있지만, 반드시 「동성연애자」를 만드는 것은 아니다.

아이들이 만 9~12세가 되면 대체로 해부, 생리에 관한 구체적인 내용들을 알고 싶어 한다. 소녀들의 경우 만 12세 전후에 초경이 있게 되지만, 경우에 따라 이보다 훨씬 일찍 있기도 한다. 이 시기에 2차 성징이 나타나는데 월경 전 징후들이나 월경통에 대한 조기 교육을 시켜 당황하지 않게 해야 한다.

소년들에게도 마찬가지로 육체적 발달에 대한 설명이 있어야 하고, 또 「음경」이 자라기 시작한 후 1년쯤 후부터 「사정」 특히 「몽정」에 대해서도 그것이 생리적인 것임을 알게 하고, 「자위행위」에 대해서도 대화가 있어야 한다. 물론 이 시기에는 동성에게도 관심을 갖게 되지만, 이들에게 한두 번의 동성애적 충동이 결코 나중에 「동성연애자」를 만드는 것은 아니라는 확신도 함께 심어주어야 한다.

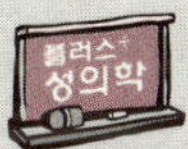

왜 남자들은 성적으로 문란할까?

남자는 포유류의 수컷과 마찬가지로 생물학적으로는 일부일처제가 적성에 맞지 않는 게 하나의 현실이다. 남자들만을 상대로 하는 거대한 섹스 산업이 이에 대한 구체적 증거로 거의 모든 포르노, 에로 비디오, 매춘, 'X'등급의 인터넷 동영상 등은 남자를 목표로 하는 것이다. 이것은 대부분의 남자들이 일부일처제의 상황에서 살고 있지만, 그들의 두뇌 회로는 일부다처제의 심리적 자극을 원하는 것을 보여준다.

어뿔싸!

선왕의 피를 이어받아 궁궐의 나이 어린여자라면 모두다 자신의 첩으로 삼는 호색한 임금이 있었다.

하루는 사냥을 나갔다가 우연히 왕자와 너무나도 닮은 나무꾼을 만났다.

짐작이 가는 데가 있는지라 왕은 은밀한 웃음을 보이며, 그 나무꾼을 불러서 이렇게 물었다.

"필시 네 어미는 궁궐의 무수리였겠지?"

그러나 나무꾼은 고개를 가로 저으며 이렇게 대꾸했다.

"아닙니다요. 폐하! 저의 어머니가 아니라 아버지가 궁궐의 시종이었습죠!"

"아뿔싸!"

여인들이 혼자 있을 때 어떻게 시간을 보내고 있는가를 남자들이 안다면 남자들은 결코 결혼 같은 것은 하지 않을 것이다.

? 「음경」도 낯가림을 한다? 

중년 나이의 남성이 집에서 아내와는 성관계가 안 되는데, 밖에 나가서 하면 된다는 얘기를 종종 한다. 이것은 「음경」이 낯가림을 하는 것인데, 심인성이기도 하고 무덤덤한 부부생활이 원인이기도 하다.

먼저, 심인성은 스트레스나 불안감 또는 강박관념 때문에 오는 것으로 상대에 따라 되기도 하고, 안 되기도 한다. 스트레스, 불안감, 강박관념은 체내에 아드레날린을 생성시켜 「발기」를 저해한다.

다음으로 무덤덤한 부부생활은, 20대 총각 시절엔 여자의 스타킹과 속옷만 봐도 설레는데, 결혼 후, 중년의 남성이 되면 아내의 적극적인 애무가 없는 한 애틋한 연애감정이 생기질 않는다. 반면 밖에 나가면 되는 이유는, 서비스가 좋은 접대부가 공격적으로 자극을 주기 때문에 되는 것이다.

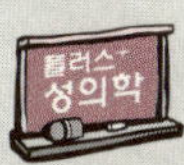

성욕을 방해하는 것 10가지

① 피로, 육체적 긴장, 통증, 감염
② 만성 심장병, 만성 폐질환
③ 자주 재발하는 비뇨기 감염
④ 자주 재발하는 「질」자극성 질환
⑤ 과음
⑥ 신경계 질환, 대사성 질환
⑦ 신경성 식욕부진
⑧ 근육질환
⑨ 영양결핍
⑩ 호르몬 이상

어떤 사진 촬영

시골 동네 아줌마 20명이 제주도 관광을 와서 즐겁게 놀다가 호텔 분수대 앞에서 기념 촬영을 하게 되었다.
모처럼의 사진 촬영이라 옷매무새를 바로 하고 사진사에게도 잘 당부했다.
"아재~요, 잘 박아 주이소!"
제비같이 생긴 젊은 사진사가 웃으면서 대답했다.
"걱정 마세요. 끝내주게 박아드릴 테니까요."
시골 아줌마가 다시 부탁했다.
"아재~요, 빼먹지 말고 우리 모두 다 박아 주이소."
그러자 문득 장난기가 발동한 사진사가 말했다.
"아, 물론이죠! 스무 명 다 박아드리지요."
또 다른 아줌마가 하는 말,
"아재~예, 분수대도 나오고 물도 나오지~예?"
그러자 사진사가 야릇하게 웃으며 말했다.
"그럼요, 물이 나와야 서로 좋지 않겠어요?"
그때 갑자기 나타난 꼬마 아이 하나가 아줌마들 앞을 지나자, 한 아줌마가 재빨리 말했다. "아재~예, 얼라는 나오면 안 됩니~더!"
사진사, 잠깐 뜸을 들이더니 하는 말,
"그럼요, 얼라가 나오면 나도 욕 얻어먹지요."

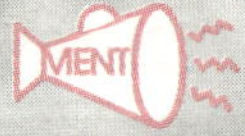 여자가 말이 없는 남자를 좋아하는 것은 자신의 이야기를 들어주기 때문이다.

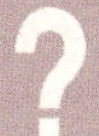 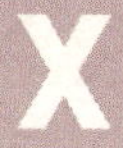

여자가 「자위행위」를 많이 하면 불임의 원인이 된다?　X

「자위행위」와 불임은 아무상관이 없다.

「자위행위」는 「여성불감증」, 「조루증」, 「발기부전」을 치료하는 단계이다. 또 「오르가슴」을 느낄 수 있게 하는 훈련이 되기도 한다. 적절한 「자위행위」는 건전한 결혼생활을 유지하게 하는 힘이 된다.

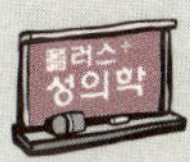

주식투자와 섹스의 공통점 8가지

① 잘 넣고 빼야 뒤탈이 없다.
② 초보자는 얼른 넣었다 빼기 일쑤다.
③ 잘 넣으면 대박, 잘못 넣으면 사건 터진다.
④ 자꾸 넣다 뺐다 하다보면 정신이 없다.
⑤ 한번 줄 때 양껏 먹어야 한다.
⑥ 거래 창구를 잘 선택해야 한다.
⑦ 이게 아니다 싶으면 얼른 빼야 한다.
⑧ 이 짓 하다 집안 말아먹고 폐인 된다.

유전과 환경차이

대학교 생물학 시간에 '유전과 환경이 인간에 미치는 영향'이라는 단원을 설명하던 교수가 말했다.

"여러분, 오늘은 좀 어려운 단원을 공부하겠어요. 먼저 누가 '유전과 환경의 차이'에 대해 말해볼까요?"

교수님의 어려운 질문에 학생들은 저마다 시선을 내리깔고 있는데, 갑자기 한 여학생이 일어나더니 또랑또랑한 목소리로 대답했다.

"제가 결혼해서 아이를 낳았는데 그 애가 남편을 닮았다면 유전, 그렇지 않고 옆집 남자를 닮았다면 환경 때문입니다."

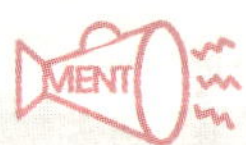

일부러 자유분방한 척하는 여자일수록, 성 경험이 없다. 그냥 많은 척 할 뿐이다.

? 여자도 비아그라를 먹으면 효과가 있다?

남녀는 성적반응이 거의 같다. 여자도 음핵 안으로 「음경」이 있고,
또 멀티 「오르가슴」이 가능하기 때문에 남성보다 우위에 있다. 따라
서 여성이 비아그라를 먹어도 효과는 있으나, 여성을 대상으로 임상
실험을 하지 않았기 때문에 삼가는 게 좋다.

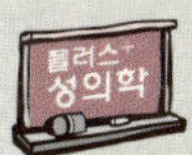

남자도 언제든지 할 수 있는 것은 아니다

남자는 여자가 원하면 언제든지 성관계를 할 수 있다고 생각하는 여자
들이 꽤 많다. 남자도 여자와 마찬가지로 성관계를 하고 싶을 때가 있
고, 하고 싶지 않을 때가 있다. 성관계를 한지 꽤 되었다고 해도 욕구가
일어나지 않으면 남자 역시 곧바로 성관계를 할 수 없다.

「발기」가 되었다가도 일시에 고개를 숙이는 경우도 있고, 아무리 자극
을 하여도 결코 「발기」가 되지 않을 때도 있다. 이것은 파트너를 사랑하
는 마음과 전혀 관련이 없다. 이것은 정신적, 육체적 상황에 의해 좌우
되는 것이기 때문에 이런 남편을 보고 사랑을 의심하는 것은 바보 같은
행위다.

헛수고

딸인 발랑이의 배 모습이 아무래도 이상하다고 생각한 삼순이는, 남편 몰래 발랑이를 화장실로 조용히 불러 다그쳤다.

어머, 어쩌나! 예감 그대로였다. 이미 임신 5개월이 되었다는 것이다.

남편인 거시기가 이 소식을 듣고는 삼순이를 꾸짖었다.

"이런 일이 생긴 것은 당신의 감독 소홀히 때문이야! 요즘 아이들은 조숙하니까 단단히 자물쇠를 채워 둬야 했던 거야! 알겠어!!!"

이 말을 듣고 있던 발랑이가 말했다.

"아빠! 그건 모두 헛수고예요. 그 자물쇠 구멍은 어떤 열쇠로도 다 열리거든요."

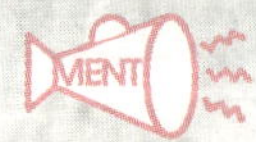

피장파장이란? 화장실 문을 나오면서 바지 지퍼 올리는 남자와, 화장실 문에 들어서기도 전에 치마 걷어 올리는 여자다.

「예쁜이수술」은 여성의 넓어진 「질」입구를 좁혀주는 수술인데, 「오르가슴」과는 상관이 없다. 차라리 「질수축력훈련」으로 「질수축력」을 강화하는 것이 백 배 낫다.

다음은 질 압력계로 압력을 재어 본 수치이다.

① 처녀 = 20
② 출산 직후 = 30
③ 「질수축력훈련」1 달 = 70
④ 「질수축력훈련」2 달 = 100 이상 된다. 이 정도면 손가락이 아플 정도이다.

또 난산으로 인해 「질압축력」이 떨어진 경우에도 「질수축력훈련」을 하면 70 이상 올라간다.

참고로 「예쁜이수술」은 우리나라만 한다. 또 우리나라만 하는 수술들이 몇 가지 더 있는데, 「여성 포경수술」「남성 조루신경절단수술」「남성 음경확대수술」등이다.

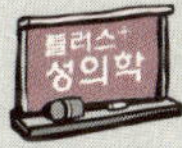

남편에게 애인이 생긴 증후군 10가지

① 조수석이 너무 뒤로 누워 있다.
② 비 온 뒤에 겨우 세차하던 사람이, 아이들의 과자부스러기 하나 없이 청결을 유지한다.
③ 강남의 회사를 다니는데 신촌, 양수리 쪽 성냥이나 라이터가 나온다.
④ 전화벨이 울려도 신경도 안 썼는데, 한 참 얘기를 나누고 나서도 잘 못 걸려온 전화였다고 한다.
⑤ 넥타이, 와이셔츠 하다못해 양말과 손수건이 희끄무레, 거미튀튀에서 칼라 풀게 바뀐다.
⑥ 여자 배우라곤 '강부자'와 '김혜자' 밖에 모르더니 신세대 배우까지 줄줄 꿴다.
⑦ 갑자기 회사의 회식과 출장이 늘어난다.
⑧ 속옷에 갑자기 신경을 쓰거나 투자를 한다.
⑨ 예전에 비해 갑자기 친절하고 상냥해 졌다.
⑩ 용돈을 더 달라거나, 생활비 주는 것이 인색해 졌다.

야한 선물과 편지

한 청년이, 애인의 생일선물을 사기 위해 애인의 여동생과 함께 백화점엘 갔다. 청년은 애인에게 줄 선물로는 장갑을 사고, 따라온 애인의 여동생에게 줄 선물은 팬티를 샀다.

그런데 포장 할 때, 점원이 혼동하여 그만 선물이 뒤바뀌고 말았다. 그것도 모른 채 청년은 자기의 애인에게 장갑 대신 팬티와 함께 편지를 첨부하여 보내게 되었다.

사랑하는 나의 그대여!

내가 이 선물을 고른 것은 우리가 저녁에 외출할 때 당신이 아무것도 착용하지 않았다는 것을 알았기 때문이오. 당신 여동생이 아니었다면 아마 버튼이 달린 긴 것을 골랐을 거요. 그건 그렇고, 당신 여동생은 벗기 쉬운 짧은 것을 착용했더군. 보기 좋았소. 내가 색상이 희려해서 더러워질 것을 걱정하니까, 점원이 1주일간 착용한 자기의 것을 보여줬는데, 그렇게 더러워 보이지 않더군. 그래서 내가 산 것을 착용해 보라고 했는데, 직접 보니 아주 멋있어 보였소. 난 당신이 빨리 이것을 착용하면 좋겠소. 왜냐면 내가 이걸 전해주기 전까지 나 외에 다른 남자들의 손이 닿을지도 모르니까. 착용하고 있으면 습기가 차게 마련이니 반드시 바람을 한번 불어서 보관하도록 하시오. 이번에 내가 가서 여기에 키스할 것을 생각하니 너무나 즐겁다오.

PS : 최신 유행은 약간 접어 내려서 털이 조금 보이게 하는 거라오.

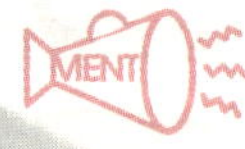 남자는 자기여자의 영웅이 되고 싶어 한다.

? 사랑을 하면 예뻐진다?

사귀는 남자가 있으면 여성은 아름다워 진다. 이것은 생리적인 면과 심리적인 면의 작용 때문이다. 남성의 「정액」중에는 「코린」이라는 물질이 포함되어 있는데, 성관계를 하면 이것이 여성의 「질」을 통해 흡수되어 자율 신경을 자극한다. 그러면 피부에 생기가 돌고 모세혈관이 팽창되어 혈색이 좋아진다. 새색시가 고운 것은 그러한 생리적 메커니즘이 작용하기 때문이다. 그러나 애석하게도 성관계를 계속하다 보면 「질」로부터 흡수율이 낮아지기 때문에 언제나 그런 싱싱한 피부가 유지되지는 않는다.

여성의 몸은 남성에 의해 크게 영향을 받는데, 심리적으로도 그렇다. 그래서 인지 여성은 성관계를 통해 남성에게 「질」을 정복당하면 정신적으로 남성의 지배를 받는 약점이 있다.

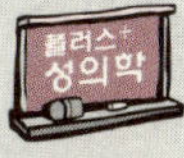

사랑하면 예뻐지는 두 번째 이유.

"사랑을 하면은 예뻐져요~"라는 노래가 있다. 이 노랫말은 의학적으로 근거가 있는 말이다. 왜냐하면, 사랑을 하게 되면 「여성호르몬」분비가 왕성해지고 혈액순환이 잘 되고, 이로 인해 여성은 예뻐진다. 또 남자에게 잘 보이려고 외모에 신경을 쓰기 때문에 더욱 예뻐지기도 한다. 돈이 좀 들어가서 그렇지……

아무 항구면 어떠냐!

한 장사꾼이 장사 일로 충무에 내려와 있던 차, 외로움을 달래려 기생집을 찾았다.

"그래, 너의 운우(雲雨) 값은 얼마냐?"

"무풍(無風)이면 스무 냥, 폭풍(暴風)이면 서른 냥, 태풍(颱風)이면 쉰 냥입니다."

"허! 그거 값을 매기는 것도 과연 항구다워서 재미있구나."

이리하여 두 남녀는 우선 무풍부터 일을 시작하였다. 그런데 여자가 마치 나무처럼 움직이지 않는 것이었다.

"아, 이거 송장이 아닌 다음에야 좀 움직여야 할 게 아니냐?" 하고 장사꾼이 투덜댔다.

"무풍은 이런 거예요. 그러니까 무풍이라고 하죠."

"그럼 폭풍으로 해줘!"

그러자 기생이 심히 굽이치기 시작하므로 장사꾼은 크게 흥이 나는지라,

"이번에는 태풍으로!" 하고 외쳤다.

순간 굉장한 진동이 일어나며, 베개도 이불도 모두 천장으로 날아가 버렸다.

그때 기생이 외쳤다.

"어머 손님, 조준이 틀렸어요. 거기가 아니에요."

"에이, 시끄럽다. 태풍이 몰아닥쳤는데 아무 항구면 어떠냐?"

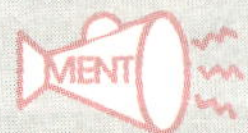

남자의 최대 행복은 '내가 원한다.' 는 것이고 여자의 최대 행복은 '그가 나를 원한다.' 이다.

남성은 「발기」가 되면 말을 하거나 듣는 것이 어렵다?

남자는 성관계 중에 왜 말을 하지 않을까? 그것은, 남자는 한 번에 하나씩밖에 하지 못하기 때문이다. 남자는 「발기」가 되면 말하거나, 듣거나, 운전하는 것이 어렵다. 바로 이 때문에 남자는 성관계 중에 아무 말도 하지 않는다. 때때로 여자는 남자의 진행 상황을 살피기 위해 그의 숨소리에 귀를 기울여야 할 필요가 있다. 남자는 여자가 이런 저런 서비스를 해주겠다는 말을 음란하게(?) 하는 것을 좋아한다. 그러나 그것은 성관계 이전의 얘기일 뿐, 성관계 중에는 통하지 않는다. 여자가 성관계 중에 말을 걸어오면 남자는 방향감각(혹은 발기 상태)을 상실한다. 성관계 중에 남자는 오른쪽 뇌를 사용하는데 「두뇌스캐닝」에 의하면 자신의 일에 열중하여 거의 귀머거리 상태가 된다고 한다. 반면 여자는 성관계와 말을 다 할 수 있다.

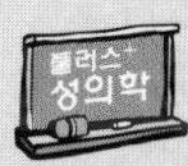

역지사지(易地思之)

섹스에 관한 한 남녀의 우선 사항은 너무나 동떨어져 있기 때문에 서로 상대방을 비난하는 것은 무의미한 일이다. 서로 정반대된다는 사실을 하나의 매력으로 서로 비난해서는 안 된다. 성적 욕구가 똑같은 경우는 「게이」혹은 「레즈비언」뿐인데 그들은 이성애자들과는 달리 사랑이나 섹스문제로 싸움을 벌이지 않는다.

남자는 멋진 섹스를 하고 난 뒤에 부드럽고, 여성적인 측면을 드러낸다.

증거보존

한 젊은 여인이 경찰서에 "도둑이 들었어요!" 라고 전화로 신고했다.

경찰관은 "바로 출동하겠습니다! 범인의 지문을 채취해야 하니까, 사건 현장을 그대로 보존하십시오. 범인이 손을 댄 곳은 건드리지 마시고 기다리세요!" 라고 친절하게 말해줬다. 그러자 전화를 건 여인은 떨리는 목소리로 이렇게 물었다.

"그럼, 저... 전 몸을 씻지도 못 하나요?"

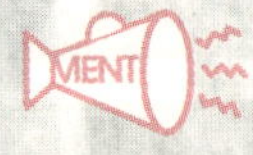

여자에게 있어서, 남자와 전화로 수다를 떠는 것은 일종의 「자위행위」다.

? 「자위행위」는 여자들이 더 하기 쉽다?

사람은 남을 배려하는 마음으로 살아야 하지만, 성생활에서의 「자위행위」는 「나」를 위해 하는 것인데, 신체 구조적으로 남성보다 여성이 더 하기 쉽다. 100명중 5명의 여성은 머릿속으로 상상만 해도 「오르가슴」을 느끼는 여성도 있는데, 이때의 상태는 눈동자의 초점이 흐려진다.

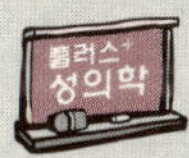

옹녀의 꿈

남성들이 '변강쇠'에 대한 꿈을 갖고 있다면, 여성들은 '옹녀'에 대한 꿈을 갖고 있다. 그래서 여성들은 「유방확대수술」「예쁜이수술」 등을 한다고 난리다.

'옹녀'는 '상상적인 동물'을 영화로 만든 것이기 때문에, 평범한 우리들은 일상생활에서 감동을 찾아야만 한다. 그 방법 중의 하나로, 「질의 수축훈련」을 충실히 한다면 '옹녀'는 부럽지 않다.

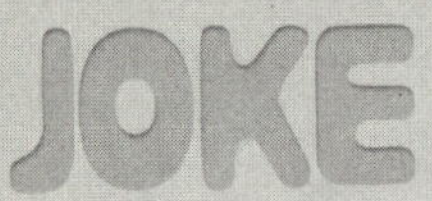

기차의 성별

생전 처음 기차를 탄 시골 동네 아줌마 둘이 있었다. 기차가 신기한 나머지 주변사람들은 아랑곳하지 않고 떠들어 대고 있었다.

"근디, 이놈의 기차는 암놈이여, 수놈이여?"

두 시골 아줌마는 바깥 풍경도 눈에 띄지 않는 듯, 이 문제를 가지고 열띤 토론까지 벌였다. 그러다가 기차가 터널로 들어가자 그들은 비로소 토론이 완전히 합의점에 도달했음을 인정하지 않을 수 없었다.

"거~보랑께, 내가 말한 대로 수놈이자녀~."

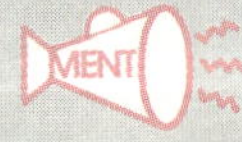

여자들은 여성잡지 보다, 옆집 아줌마한테서 더 많은 정보를 얻는다.

여자의 「자위행위」는 여성 불감증에 도움이 된다?

여자들의 「자위행위」는 여성 불감증에 도움이 되며, 도구로는 진동기을 주로 사용한다.

남자의 「오르가슴」은 「사정」이고, 여자의 「오르가슴」은 자궁하고 「질」주위의 근육이 0.8초 간격으로 5~10번 정도 수축하는 것이다.

자기 자신의 성적 권리인 「자위행위」는 교육수준이 높을 수록 「순결도」와 함께 올라가는데, 혼자서 하는 「자위행위」가 남편과 하는 것보다 더 강렬하고 즐거운 경우가 많다. 남편과의 성관계 시 40% 정도만 「오르가슴」을 느낀다고 해서 쾌감은 「자위행위」가 더 높을지 몰라도 서로의 즐거움과 공감대 형성 그리고 신뢰감은 남편과 비교가 안 된다.

사전에 진솔한 부부의 대화가 있다면 서로의 「자위행위」를 대신해 줄 수 있다면 더 없이 좋은 것이다. 이것은 창피한 일이 아니다. 중요한 관계이다. 왜냐하면 서로의 비밀을 공유하는 것이 부부이기 때문이다.

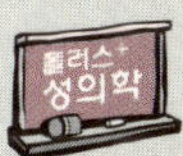

변강쇠의 꿈

앞서 말한대로 여성들이 '옹녀'에 대한 꿈을 갖고 있다면, 남성들은 '변강쇠'에 대한 꿈을 갖고 있다.

사실 남자들의 '변강쇠'에 대한 환상과 동경은 죽을 때까지 계속 될지도 모른다. 그래서 남성들도 「음경확대수술」「귀두신경제거수술」등을 한다고 난리다.

이미 말했지만, '변강쇠'도 '상상적인 동물'을 영화로 만든 것이다. 그렇게도 '변강쇠'가 부러운 남성은 차라리 「조루방지」를 위한 「음경훈련」을 하는 편이 낫다.

'섹스는 길어야 몇 분이고, 사랑은 죽을 때까지 영원하다!'

젊은 아들의 속도위반

아들을 귀엽게만 키운 아버지, 파리로 유학을 가는 아들에게 어머니 몰래 말했다.

"아버지는 모든 것을 이해할 수 있다. 젊어서 한때는 놀 줄도 알아야지. 다달이 용돈 외에 어떻게든 비용을 마련해 줄 테니, 필요하면 청구해라. 잔소리하는 어머니의 눈을 피해야 하니, '사냥비용' 이란 단어를 사용해서 편지해라.

아들이 떠난 한 달 뒤, '사냥비용 30만원' 이 청구되었다. 두 달 뒤에는 '사냥비용 50만원' 을 청구 해 왔다.

"좀 빠듯한 걸."

석 달 뒤가 되자, '사냥비용 70만원' 이 청구되었다.

"이거 큰일 났다! 긴축경제를 가르쳐 주어야겠는걸." 하는데, 넉 달이 지나서는 '사냥비용 300백만 원!' 이었다. 아버지는 깜짝 놀라서 편지를 세밀히 살펴보더니, 추신으로 '쌍발엽총 수리비' 라고 적혀있었다.

아버지는 즉각 알아듣고 돈을 부쳐 주었다.

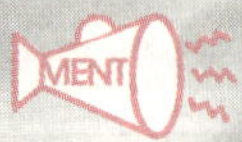

남자는 호주머니에 돈이 많을 때 거만해지고, 여자는 예쁘다는 말을 들을 때 거만해진다.

난리날 일이다.

왜냐하면, 「발기」상태가 4시간이상 지속되면 「지속발기증」으로 좋아할 일이 아닌 병이다. 그리고 12시간~24시간 이상 「음경」의 「발기」가 계속되면 「음경」을 잘라내야 할 지경에 이른다. 혹 「발기유발제」를 쓰게 된다면, 만약의 사태를 대비해 반드시 「발기」를 죽이는 약을 준비해 놓고 써야한다. 「발기유발제」는 같이 나누어 쓰면 안되며, 용법과 용량은 의사의 처방에 따라 자기 체질과 상태에 맞게 투약을 해야 한다.

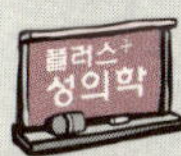

죄같지 않은 죄

① 남자가 여탕에 들어가면 적용되는 죄목은?　〈불법무기 소지죄〉

② 여자가 남탕에 들어가면?　〈방화죄〉

③ 할아버지가 여탕에 들어가면 무슨 죄?　〈불량무기 소지죄〉

④ 할머니가 남탕에 들어가면?　〈방화미수죄〉

⑤ 여탕에 들어간 남자가 훈방됐다. 왜?　〈물총은 무기가 아니니까〉

나의 존재를 찾아서

여섯 살이 된 꼬마가 사진을 들여다보다가 물었다.

"아빠, 이 사진은 언제 적 사진이야?"

"으응, 그건 아빠와 엄마가 신혼여행 때 찍은 사진이란다."

"근데, 나는 왜 없는 거야?"

아버지는 뭐라고 대답할지를 모르고 있는데, 녀석은 자꾸 졸라댔다.

"왜 나는 없냔 말이야! 왜 나는?"

"이 녀석아! 너도 그 속에 들어 있어. 갈 때는 아빠하고 같이 있었고,

올 때는 엄마하고 같이 있었어!"

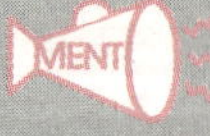

남자는 어깨로 걷고, 여자는 힙으로 걷는다.

? 운동을 하면 「발기력」이 좋아진다?

간접적으로 그렇다.

「발기」는 「음경」에 피가 모여, 「음경」이 「고압력」의 상태가 되는 것을 말한다.

「발기부전」은 「동맥성발기부전」과 「정맥성발기부전」이 있는데, 「동맥성발기부전」은 피가 「음경」으로 잘 들어가지 않아서 힘이 없는 것이고(음경의 동맥은 0.3㎜ 정도로 아주 가는 동맥이다. 보통의 동맥은 1㎜), 「정맥성발기부전」은 피가 너무 잘 빠져나가 「음경」이 압력을 올릴 수 없는 상태를 말한다. 운동을 간접적으로 「음경」이 「고압력」을 유지하는데 도움을 줄 수 있다. 아울러 아연과 비타민B 군과 비타민E가 발기부전에 도움이 되는 영양소이다.

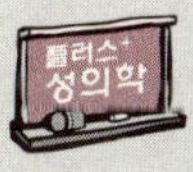

수면 중 「발기」현상과 「몽정」

건강한 남성이라면 자다가 몇 번씩 「발기」를 경험한다.

수면 중 「발기」현상은 「남성호르몬」의 작용에 의해 일어나며, 3개월 된 갓난아이에게도 나타난다. 「남성호르몬」이 활발히 생성되면서 「발기」현상이 나타나는 것이다. 그런데다 꿈속에서 누군가와 성관계를 하거나 혹은 에로틱한 장면을 보게 되면 자신도 모르게 「사정」을 하게 되는데 이것이 「몽정」이다.

사춘기에 처음 「몽정」을 경험했을 때, 찜찜한 기분이 들고 불쾌한 일로 생각하여 피하고자 하지만, 「몽정」은 자연스러운 생리현상이다. 원활한 성기능을 유지하기 위해 몸에 축적된 「정액」을 배출하는 것이므로, 어른이 되기 위한 과정으로 받아들이는 것이 좋다.

그리고 「몽정」은 더욱 성숙해지면서 점차 그 횟수가 줄어들고, 섹스 파트너를 만난 뒤에는 경험하는 일이 매우 드물어진다.

오줌 누는 소년상

주인마님이 브뤼셀 여행 기념으로, '오줌 누는 소년'의 석고상을 하나 사 가지고 왔다. 며칠 뒤, 가정부가 청소를 하다가 석고상을 떨어뜨렸는데 가장 소중한 부분인 오줌 누는 고추가 부러진 것이었다. 가정부는 낯이 파래져서, 부랴부랴 떨어진 조각을 풀칠해서 도로 붙인 것까진 좋았는데, 어쩌다가 그만 고추를 위로 향하게 하여 붙였다. 그런데 그것이 주인마님의 눈에 띄지 않을 리 없었다.

"애, 영자야. 너 이거 떨어뜨렸었지?"

"마님, 죄송해요. 그만 실수로……."

영자는 할 수 없이 모기만 한 소리로 시인하자, 퍽 관대한 분이었던 주인마님은 용서해 주시며,

"기왕 부러졌으니 할 수 없는 일이 다만, 도로 붙이려거든 바로 붙여야지, 이렇게 생긴 '오줌 누는 소년'이 어디 있단 말이냐!"

"어머, 그런가요? 전 그냥 주인아저씨 것을 보고 붙인 건데요."

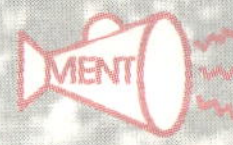

여자가 상대방 남자에 대해 사소한 점들을 기억하고 있는 것은, 그 남자에 대해 호의 이상 매력을 느끼고 있기 때문이다.

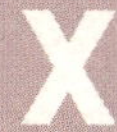

「전립선」의 크기는 밤톨정도이며, 후부요도를 바퀴모양으로 감싸고 있는 장기로 「전립선」에 염증이 생기면 화장실에 자주 가는 것도 모자라서 소변을 봐도 본 것 같지 않고 시원하지 않다. 「회음부」나 허리, 아랫배 부위 등의 뻐근함 등의 증상으로 혹시 다른 병인데 방치하고 있는 것이 아닌가 하여 걱정하기도 한다. 치료는 「좌욕」을 하거나 적절한 약물요법, 「전립선」마시지 등을 시행하면 증상의 호전이 가능하다. 이 병은 정신적인 면이 큰 비중을 차지해 우선 정신적인 불안감을 없애는 것이 중요하다. 간혹 「전립선」염을 성병으로 오인하여 부부 관계를 금해야 하는 줄로 알고 있는 사람들도 있다. 그렇지만 이 경우에는 오히려 자주 하는 것이 도움이 되기도 한다.

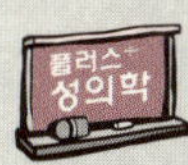

성전환 경기

남자와 여자가 100m 달리기 경주를 했다. 골인한 후 두 선수의 성별이 바뀌었다. 그 이유는?

「남자는 'x' 빠지게 뛰었고, 여자는 'x' 나게 뛰었기 때문이다.」

같은 입장

가정부인 영자가 배가 불러왔다. 의심의 여지가 없었다. 엄격하고 거만한 주인마님이 참다못해 훈계를 했다.

"그것 봐라, 유혹에 지면 안 된다고 그렇게 타이르지 않았더냐. 넌 천벌을 받은 거야, 천벌!"

"마님! 정말 죄송합니다."

"자, 어서 이 집에서 썩 나가거라!"

"그렇지만, 마님. 임신이 그렇게 중요한 건가요? 그러시는 마님도 임신하였잖아요."

"요 맹추야, 나는 사정이 너와 다르잖니? 내 경우는 주인아저씨 잖아?"

"그렇지만, 마님! 저도 주인아저씨인데요……."

 거만해 보이는 여자일수록, 내면은 쓸쓸하고 외롭다.

남자의 정관을 잘라 버리는(막는) 정관수술은 부작용이 적고, 나중에 다시 아이를 갖고자 하였을 때 복원률이 높아 많이 시행하고 있다. 이 수술은 단지 정자가 지나는 길만 차단시키는 방법으로, 기존의 「정액」자체에서 정자만 없을 뿐이지 「정액」은 나오는 것으로 어항에서 물고기만 제거한 것과 같다.

 수술 시간은 5~10분 정도이며 국소마취만 하므로, 수술 후 바로 일상생활이 가능하다. 단지 수술 후 이미 만들어져 있는 정자가 완전히 배출될 때까지 최소한 10회 이상의 피임이 필요하다. 그러나 많은 남성들이 수술을 망설이는데, 그 이유는 몸에 칼을 대기 싫어하는 남성들의 속성, 씨가 없는 수박이 될 경우 남성으로서 기능이 상실되는 것이 아닌가 하는 의심, 그리고 아이에게 사고가 생겼을 때 다시는 아이를 낳을 수 없다는 불안감 때문에 주저하는 경우가 많은데 현재까지 영구 피임 방법으로 정관수술보다 나은 것은 없다.

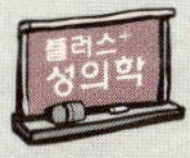

결혼 전의 오랄 섹스

결혼 전 사귀는 사람과의 「오랄 섹스」정도는 상관이 없지 않을까 생각하는 사람들이 많다. 비록 「오랄 섹스」가 섹스는 아니라 할지라도 상대방의 성기를 직접 입으로 다루는 행위이기 때문에 미혼자들에게는 바람직하지 못하다. 특히 이 행위는 두 사람이 서로 깊고 친밀한 관계가 아니고서는 오히려 혐오감을 주기 쉽다. 남편과 아내임을 선언할 때까지는 상대방의 성기를 손이나 입으로 다루어서는 안 된다. 또 기혼 여성들 중 남편을 만나기 전에 행했던 그와 같은 행위로 인해 죄책감과 수치심을 기억하며 살고 있는 사람이 있음을 명심해야 한다.

이 책의 정보는 진료나 치료를 목적으로 사용할 수 없습니다.

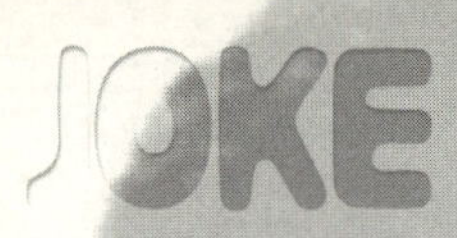

아내는 바람둥이

바람둥이 부인을 둔 남편이 있었다. 남편은 현장을 잡기 위해 출장을 떠난다고 거짓말을 한 뒤, 밤이 되기를 기다렸다. 한 밤중에 담을 넘어 침실을 엿본 남편은 아내가 다른 남자와 놀아나는 것을 목격했다.

"내가 이럴 줄 알았어, 저걸 그냥 콱……."

몹시 흥분한 남편이 현관으로 달려가는 순간 누군가 뒷덜미를 잡아채며 말했다.

"얌~마! 줄 서, 줄!"

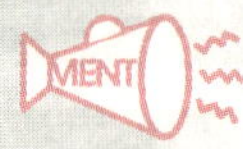
예쁜 여자는 언젠가 싫증이 나지만, 선량한 여자는 결코 실증이 나지 않는다.

문란한 성생활을 하는 여성은 방광염에 걸리기 쉽다?

여성의 요도는 대장균이 우글거리는 항문과 바로 이웃하고 있고, 「질」과는 불과 몇 cm 간격을 두고 나란히 위치하고 있다. 따라서 염증을 일으키는 세균은 인접한 요도를 통해 곧바로 방광에 침투하여 방광염을 일으키기가 쉽다. 그래서 방광염은 문란한 성생활을 하는 여성과 「뒷물」을 너무 자주 하는 여성에게 걸리기 쉽다.

성관계를 가졌을 땐 10분 안에 배뇨를 하면 재발 방지에 도움이 되고, 배뇨 및 배변 후에는 항문주위의 세균이 요도 쪽으로 밀려들지 않도록 화장지를 뒤쪽 방향으로 닦는 것이 좋다.

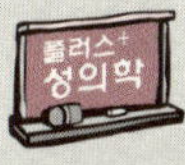

이 걸 알면 여자가 보인다

<물리적인 특성>
① 별일이 아닌 자극으로도 금방 뜨거워지는 열전도율이 높다.
② 금이나 다이아몬드 심지어 진주에도 녹아버린다.
③ 표면에 피막이 형성돼 있는데 페인트로 눈가림을 한 가짜 피막이
　발견되기도 한다.

<화학적인 특성>
① 물에서는 용해되지 않으나 알코올에 적시면 금방 누그러진다.
② 의류, 장신구 등 값비싼 물품을 쉽게 흡수한다.
③ 이유나 예고 없이 자발적인 폭발을 일으키기도 한다.

<타 물질과 합성용도>
① 긴장완화에 도움이 되기도 한다.
② 스포츠카의 실내 인테리어용으로 걸어둘 만 하다.
③ 방향제로 사무실이나 가정에 비치할 수 있다.

피링가 피링가

배가 파손이 되어 한 남자만이 겨우 살아서 섬에 이르렀다. 그 섬에는 원주민들이 살고 있었다. 추장은 그를 잘 대접했고, 그 날 밤은 자기 딸과 자도록 해주었다. 추장 딸과 사랑을 나누는 도중 그 여자는 계속 '피링가, 피링가!'를 외쳐댔다.

그래서 선원은, "아하, 이곳 주민들은 기분이 좋을 때는 '피링가 피링가!' 라고 하는 구나!" 하고 생각했다.

다음 날 선원과 추장은 골프를 쳤다. 선원이 단번에 공을 홀에 넣었다. 너무 기분이 좋아서 어젯밤 배운 '피링가! 피링가!'를 외쳤다. 그러자 추장이 돌아보며 하는 말,

추장 : 당신 지금 뭐라고 했소?

선원 : 피링가! 라 했소.

추장 : 피링가! 는 틀린 구멍이란 말인데, 그게 무슨 소리요? 공이 홀에 정확하게 들어가지 않았소?

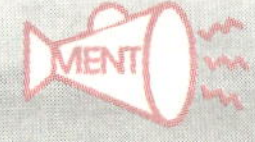

여자가 말을 하는 주된 목적은 그저 말을 하자는 것이다.

「질」은 근육이다?

「질」은 모든 남성들의 길이다. 어릴 때는 호기심의 골목길이요, 자랄 때는 신비한 모험로이고, 어른이 되어서는 마음 편히 속 시원하게 꿰뚫는 큰 도로이다. 「질」은 길이가 8 ~ 13㎝ 정도로 이뤄진 근육으로 된 가느다란 '원통'인데 이 「질」은 사람에 따라서 길고 넓고 촉촉하다. 물론 그 사람의 마음상태, 또 몸 상태에 따라서 짧아진 듯하고 좁아지기도 하며 메마를 수도 있다. 질 내벽은 빨래판 모양을 하고 있는데, 아이를 낳거나 나이가 들어서는 내벽의 빨래판 주름의 개수가 적어지며 주름 또한 촘촘했던 것이 느슨해진다.

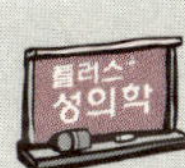

카운슬링 Q&A

Q : 안녕하세요? 전 24세의 자유를 사랑하는 여성입니다. 문제는 어젯밤에 일어났습니다. 남자친구와 사랑을 나누었는데, 너무 열렬하게 한 나머지 제 몸에 자국이 남아버렸습니다. 내일 친구들과 수영장에 가기로 약속을 했는데, 자국이 남겨진 상태로 도저히 창피해서 갈 수가 없을 것 같아요. 어쩌면 좋죠?

A : 어차피 비키니 수영복으로 다 가려지는 부분 아닙니까?

늑대와 함께 춤을

'늑대와 함께 춤을' 이라는 영화를 보면 인디언들은 사람의 행동이 나 태어날 때의 특성에 따라 이름을 짓는다는 것을 보여주었다. 어 느 인디언 마을에서, 아들만 셋이 있는 어머니에게 막내아들이 물 었다.

아들 : 엄마, 왜 큰형의 이름은 '굽어 치는 폭포야?'
엄마 : 응, 그것은 너희 큰형을 굽어 치는 폭포에서 낳았기
　　　때문이란다.
아들 : 둘째형은 왜 '달리는 사슴이야?'
엄마 : 응, 그것은 너희 둘째형을 낳을 때 사슴이 옆에서 달려갔기
　　　때문이란다.
아들 : 셋째형은 왜 '주먹 쥐고 일어서야?'
엄마 : (귀찮은 듯이) 응, 그것은 너희 셋째형이 걸음마를 배울 때
　　　주먹을 쥐고 용맹스럽게 일어섰기 때문이란다. 알겠니?
　　　'찢어진 콘돔아!'

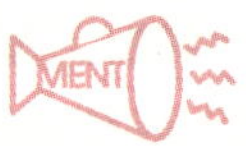

용맹이 여자를 꺾듯, 겸손도 여자를 사로잡는다.

? 사정을 참으면 정력이 좋아진다?

성행위 때 사정하지 않고 참는 중국식 방중술(房中術)은 정력과 건강에 도움이 될까? 아니다.

비뇨기과 전문의들의 대답은 한결같이 "아니요!"다. 정력이 좋아지기는커녕 전립선염이 생길 위험이 크므로 참지 말고 사정하는 것이 좋다.

일부에선 평생 쓸 수 있는 남성의 정액이 제한적이므로 젊었을 때 많이 참는 것이 노년에 좋다고 말한다. 그러나 성행위를 안 하면 성욕이 떨어지고 발기 메커니즘이 녹슬기 때문에 나중에 발기 장애가 올 가능성이 많다(用不用說). 아울러 전립선 관련 질환은 전립선에서 만들어진 분비물에 의해 생기거나 악화된다. 규칙적인 음경운동은 이런 분비물을 없애준다.

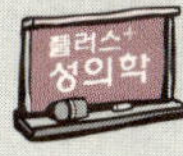

여자 체내에 들어 간 정자는 어떻게 될까?

여성의 몸속으로 들어간 정자는 피임기구의 방해만 받지 않으면 새로 생성된 난자가 분비하는 유인물질을 따라 위로 헤엄쳐 올라간다. 이 때 수백만 개의 정자가 「질」에 남게 되고 단 50~100 개의 정자만이 난자가 있는 곳까지 도달하게 되는데, 대개 나팔관의 중간쯤에서 정자와 난자의 만남이 이루어진다. 「질」에 남게 된 정자는 「질상피조직」의 「대식세포」들에게 먹혀 파괴되거나 중력, 섬모의 「파상운동」 또는 근육의 움직임 등에 밀려 내려가다가 「질」분비물과 함께 체외로 배출된다. 소수의 정자는 나팔관 끝까지 올라가 복강으로 들어가 「대식세포」에 먹히기도 한다. 여성의 체내로 들어 간 정자는 5일가량 생존할 수 있지만, 생식력은 48시간이면 사라진다.

전쟁에 예외는 없다

로마시대 군사들은, 전쟁 시 남의 나라 부녀자들을 강간하기로 악명을 떨쳤다. 발리우스라는 최고로 강인하고 건장한 군인이 이집트 한 마을에 쳐들어갔다. 모두가 피신했는데 성숙한 처녀 2명과 나이 든 노모를 생포하게 되었다. 발리우스는 음탕한 목소리로 외쳤다.

"내 너희들을 범하겠노라! 으하하하." 그러자 처녀들은 애원했다.

"그대가 원하신다면 저희를 범하소서. 하지만 우리의 부모님은 손대지 마옵소서."

그러자 노모가 소리쳤다.

"야! 이것들아! 입 닥치지 못해, 전쟁은 전쟁이야!"

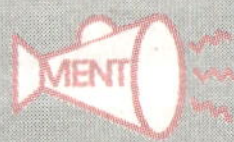

젊은 여성은 아름답다. 그러나 곱게 늙은 여자는 더 아름답다.

성적 자극 또는 욕구없이 「발기」가 지속되는 것을 「지속발기증」이라고 한다. 이때는 간혹 '배뇨곤란'이 함께 동반되기도 하는데, 「지속발기증」은 어떤 연령에서도 발생할 수 있다.

「음경」내에 혈액이 계속 들어오거나 빠져나가지 못하면 「지속발기증」이 나타나 혈액순환이 안 되며, 그로 인해 조직 내의 산소공급이 이뤄지지 않아 조직이 괴사하는 경우로 발전할 수도 있다.

「지속발기증」이 생기면 환자 스스로가 불안해하는 경우가 많은데, 조기에 치료할 경우 특별한 부작용이 없으므로 마음을 편히 갖는 것이 좋다. 초기 치료는 「음경해면체」에 주사바늘을 꽂아 혈액을 뽑아내거나 생리식염수 등의 약물로 세척하는 것이 보통이다. 이러한 증상이 장기간 지속되거나 반복적으로 재발할 경우에는 「발기」소실 후 「발기부전」증이 올 가능성이 높다. 고개 숙인 남자들이 간혹 오래 버티는(?) 것을 부러워하는 경우도 있는데, 분명한 것은 「지속발기증」은 병이며, 이것이 자주 생기면 바로 「발기부전」으로 이어지므로 부러워할 일이 아니라 경계해야 할 병인 것이다.

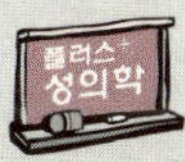

혈액형과 직업 그리고 수명

① O형을 가진 남자는 B형을 가진 남자 보다 더 오래 산다.

② B형을 가진 여자는 O형을 가진 여자 보다 더 오래 산다.

③ 아기를 분만한 경험이 있는 여자들은 그렇지 못한 여자들 보다 더 오래 산다.

④ 목사나 수녀가 다른 종교에 종사하는 사람들 보다 더 오래 산다.

⑤ 의사, 변호사, 작가 등 전문직을 가진 사람들이 막노동자들 보다 더 오래 산다.

⑥ 노동에 종사하고, 미혼이거나 이혼 경력이 있고 게다가 알코올 중독자면 가장 단명하다.

람보와 코만도

어느 날 람보와 코만도에게 공동 지령 두 가지가 떨어졌다. 하나는 킹콩의 간을 빼오는 것이고 다른 하나는 원더우먼을 강간하는 것이었다. 람보와 코만도는 드디어 명령지로 투입되어 낮은 포복으로 킹콩이 사는 동굴로 갔다.

코만도 : 킹콩은 나에게 맡겨. 30분 안에 해결하고 나올게.

람 보 : 좋았어. 건투를 빌어.

그런데 3시간이 지나도 코만도가 나오지 않았다. 걱정이 된 람보가 킹콩 동굴로 들어가려 하는데 코만도가 양쪽 코와 온몸에 피를 흘리며 나오는 것이 아닌가. 람보는 놀라서 코만도에게 물었다.

람 보 : 야, 너 왜 그래? 역시 너 혼자는 무리였니?

코만도 : 괜찮아, 이 정도야 뭐. 이제 네가 원더우먼의 간만 빼오면 돼.

람 보 : 뭐야?

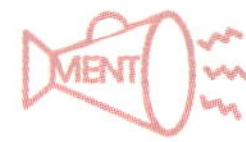
똑똑한 남자는 여자의 생일만 기억하고 나이는 기억하지 않지만, 멍청한 남자는 여자의 나이만 기억하고 생일은 기억하지 않는다.

? 성기능 장애가 있으면 성기피증이 온다?

「발기부전」「질경련」등의 성기능 장애가 있으면 「성기피증」이 온다. '자라보고 놀란 가슴 솥뚜껑보고 놀란다.' 는 말이 있듯이 손끝만 닿아도 소름이 끼치는 성적으로 장애를 갖고 있는데 성이 즐거울리가 없다.

또 불감증의 원인은 남성의 「발기부전」과 여성의「질경련증」때문이다. 「질경련증」은 「질」이 경련을 일으키는 것으로, 「질」입구에서 1/3 지점까지 경련을 하는 것인데 이때는 손가락 1개도 들어가지 못한다. 원인으로는 대부분 종교적, 사회적, 가정적으로 심하게 억압한 유교적 사회 때문이다. 반면, 심하지 않는 「질경련」은 자가 치료를 할 수 있는데, 방법으로는 손가락 1개를 「질」에 삽입하고 오랫동안(30분 이상) 버티고, 익숙해지면 손가락 2개로 옮겨가는 질수축훈련이 도움된다.

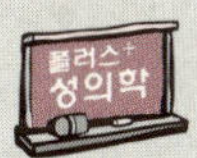

키스의 5단계

① 1단계 : 좌충우돌

② 2단계 : 이구동성

③ 3단계 : 설왕설래

④ 4단계 : 기진맥진

⑤ 5단계 : 혼수상태

열렬한 키스/ 사랑하는 남녀가 하는 정열적으로 하는 키스인 'deep kiss!' 이 것을 「French kiss」라는 말을 사용하는데, 흥미 있는 것은 미국과 영국에서는 이 「deep kiss」를 「French Kiss」라하고, 프랑스에서는 「American kiss」혹은 「English kiss」라고 한다. 서로 떠넘기는 것일까? 아니면 부러워하는 것일까?

투우사

스페인의 투우 경기장 옆의 한 식당에는, 투우 경기가 있는 날이면 손님들의 다음날 점심 예약 경쟁이 이루 말할 수 없이 밀렸다. 이유는 투우가 죽으면, 이 식당에서는 죽은 투우의 거시기로 요리를 만들었고, 이 요리가 정력에 그렇게 좋다는 속설 때문이었다. 그렇기 때문에 이 요리를 예약한 사람은 마치 하나밖에 없는 보물을 자신이 차지했다며 좋아했다.

어느 날, 한국의 졸부가 몸보신 관광을 갔는데 어쩌다가 예약에 성공하여 뜬눈으로 밤을 세우고 일찌감치 식당에 가서 점심때만 오기를 기다리고 있었다.

이윽고 점심시간.

웨이터 : 무엇을 주문하시겠습니까?

졸 부 : 어제 예약한 요리를 먹으러 왔습니다.

웨이터 : 네, 잘 알겠습니다. 잠시만 기다려주십시오.

잠시 후 요리가 도착했다. 뚜껑을 열어본 졸부는 이해가 안 된다는 듯이 물었다.

졸 부 : 다른 날에는 요리의 양이 꽤 되는 것으로 보았데,
　　　　　이건 너무 작지 않소?

웨이터 : 어제는 투우사가 죽었습니다.

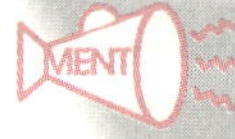

남자의 승리는 힘에서 나오고, 여자의 승리는 눈물에서 나온다.

? 웅담은 정력 강화에 도움을 준다?   X

웅담은 정력제가 아니다.

 정력에 좋다는 식품들을 보면 대부분 상징적이고 정신적인 위로 목적인 경우가 많다(플라시보 효과). 또 나이 많은 사람이 정력제를 찾는 것은 물에 빠진 사람이 지푸라기를 잡는 심정이라고 할 수 있다.

 웅담에서 성분상 유별난 특이함이 발견되지 않았는데도 불구하고 이런 인기를 끄는 것은 웅담의 효능이 우리나라에서만 과대 포장되어 있다고 볼 수 있다. 쇠고기를 먹든, 뱀을 먹든, 먹을 때의 맛은 다를지언정 일단 뱃속에서는 똑같은 단백질로 분해 되어 체내에 흡수되는 것이다. 정상적인 「발기」능력을 가진 남성이라면 비아그라는 별다른 큰 도움이 되지 않는다. 혹시 '먹으면 더 세 지지 않을까? 힘이 좋아지지 ' 하는 기대를 갖고 있다면 빨리 버리는 것이 현명하다. 그러므로 신비의 영약을 찾으려고 노력할 필요도 없으며, 비위에 맞지도 않는 혐오 식품을 먹을 필요도 없다.

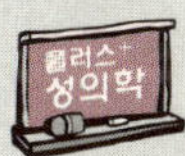

성기능 강화엔 운동이 최고다.

우리나라 남성들은 성기능을 강화하려고 각종 혐오식품이나 가짜 비아그라를 사먹는 사람이 적지 않다. 하지만 이것들은 효능보다 부작용이 더 많다. 비법은 의외로 가까운 곳에 있다. 운동을 시작해 보라. 매일 30 ~ 40분가량 가벼운 운동이라도 하면 밤이 달라진다. 아울러 과음, 과식을 피하고 콩, 달걀, 우유, 생선, 야채, 굴 등 아미노산이 풍부한 음식과 과일, 채소를 골고루 먹는 것도 중요하다.

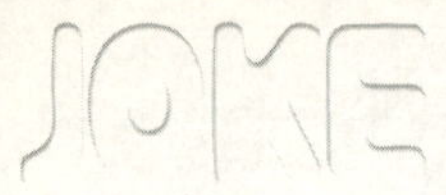

조사

초등학교에 다니는 꼬마가 느닷없이 엄마에게 섹스가 무엇이냐고 물었다.

엄마는 당황해 하며, 벌과 새의 예를 들어 어물어물 지루하고 길게 설명해 주었다. 긴 이야기에 헷갈려 버린 꼬마가 주머니에서 설문지를 꺼내며 물었다.

"엄마, 그 많은 이야기를 어떻게 이 좁은 SEX(성별)란에 적어 넣지요?"

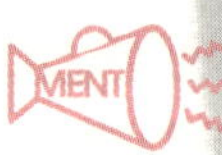
여자와 얘기를 할 때는, 입을 보지 말고 눈을 보라.

학력이 낮은 남성일수록 여자가 먼저 원하는 것을 좋아하지 않고, 고학력의 남성일수록 환영한다. 남편들의 불만 중에 하나는, 단 한 번도 아내가 먼저 성관계를 요구하는 적이 없다는 것이다. 그것은 아내가 성관계를 즐기지 않아서가 아니다. 여성 자신의 속마음을 바깥으로 보임으로 인해 자칫 '경박한 인상이나 천한 여자라는 느낌을 남자가 가질까봐' 라고 생각하는 여성이 많기 때문이다. 실제로 열 명의 여자 중 한 명도 채 안 되는 숫자가 먼저 밝히고, 열 명 중 네 명은 거의 남자와 같은 횟수로, 열 명 중 다섯 명 정도가 '가뭄에 콩 나듯' 먼저 제안하는 것이 우리네 평범한 실정이다. 그러나 묘하게도 남성의 80%가 여성이 성적으로 주도권을 취해주길 바라면서도 실제는 너무 '강한 여성'도 원치 않고, 너무 드러내지 않기를 바라는 이중적 사고를 갖고 있다.

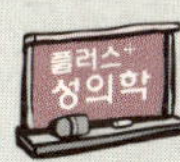

성병과 에이즈

성병이란 성병균을 가진 사람과의 성관계를 통하여 전염되는 질병으로, 임질, 매독, 에이즈 등이 있다. 특히 후천성 면역결핍증인 에이즈는 전 세계적으로 퍼지고 있는 성병으로, 1981년 미국의 동성연애자에게서 처음 발견된 후, 우리나라에서도 1985년부터 발견되기 시작하였다. 에이즈는 감염된 환자뿐만 아니라 증상이 나타나지 않는 에이즈 보균자에 의해서도 전염이 가능하여 환자 수가 급증하고 있다. 전염은 주로 성적 접촉을 통하여 이루어지나 오염된 주사 바늘, 수혈 등을 통해서도 전염된다. 성병을 예방하기 위해서는 불건전한 성관계를 피하고 성병의 증세를 알고 미리 대처해야 하는데, 무엇보다도 건전한 성의식을 가지고 올바른 성생활을 하는 것이 중요하다.

X 파일

포경수술을 하고 난 남자가 불편한 몸가짐으로, 병원 계단을
조심조심 내려오다가 발을 잘못 헛디뎌 굴러 떨어졌다. '우당
탕!' 하는 소리에 간호사가 놀라 뛰어나가 보니 방금 나간 환자
가 넘어져 있는 것이 아닌가. 이를 본 간호사가 말했다.

"X까고 자빠졌네!"

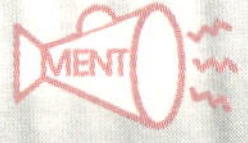

여자가 자주 남자에게 농담을 하는 경우는, 오히려
상대방을 싫어할 때이다.

대부분의 남성들은 성기능 장애를 질병의 일종이라는 것을 깨닫지 못하고 정력 탓으로 돌려 정력식품이나 최음제를 찾는 경우가 많다. 성기능 장애는 당연히 질병이며 우리나라도 줄잡아 1백 20만 명이 「발기부전」으로 고민하고 있으며 당뇨, 고혈압과 같은 성인병의 증가, 스트레스, 산업재해, 음주, 흡연 등으로 누구든지 성기능 장애의 가능성이 있다는 위기감 속에 살고 있다. 나이가 들어감에 따른 성기능의 감소는 지극히 자연스러운 일로 「발기」하는데 걸리는 시간이 길어지며, 「발기」가 안 되거나 「발기」가 되더라도 만족하지 못한다고 응답한 남성의 비율은 40대가 40%, 50대가 50%로 중년층의 「발기부전」발생빈도가 과거에 비해 매우 높아지는 양상을 보이고 있다.

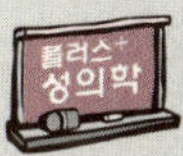

나이별 길이

① 20대 : 맹구. 왜? 맹하게 있어도 9cm니까.

② 30대 : 영구. 왜? 영원한 9cm니까.

③ 40대 : 용팔이. 왜? 용써야 8cm니까.

④ 50대 : 땡칠이. 왜? 땡겨야 7cm니까.

⑤ 60대 : 영삼이. 왜? 영원한 3cm니까.

겨를

한 친구가 창녀촌에서 팬티를 하나 훔쳐 왔다.

A : 너 정말 이것 창녀촌에서 가져 왔니?

B : 그렇다니까.

A : 정말?

B : 그래.

A : 그런데 팬티가 이렇게 깨끗하니?

B : 언제 입을 겨를이 있었겠니.

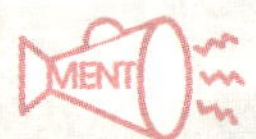

남자는 궁지에 처하면 도둑질을 하게 되고, 여자는 몸을
팔게 된다.

다음의 사항은 여성이 「오르가슴」을 느낄 때의 현상이다.
① 동공이 확장되며 눈은 광채가 난다(남녀 공통).
② 경련을 일으키듯 몸, 허리를 움직이며 남자의 몸을 할퀴거나 꼬집거나 비틀거나 그리고 붙들고 늘어진다. 또한 난폭하게 날뛰는 경우조차 있다.
③ 호흡이 거칠어지고, 몸은 뜨거워진다.
④ 외치는 신음소리와 의외의 말을 내뱉는다.
⑤ 심장의 고동소리가 확실히 느껴진다.
⑥ 입술이 촉촉해지거나, 오히려 꺼칠꺼칠하게 마른다.
⑦ 적극적으로 남성에게 몸을 바싹 붙여 「음핵」이 「발기」해서 「애액」이 흘러나온다.
⑧ 얼굴을 찌푸리며, 머리를 뒤로 젖히고 턱을 든다. 그리고 불그스름하게 얼굴에 홍조를 띠며 콧구멍을 부풀린다.
⑨ 75%의 여성이 등과 가슴, 목 언저리에 피부 발진처럼 보이는 것이 실제로 나타나기도 한다.
⑩ 젖꼭지가 일어서고(남녀 공통) 유방의 크기도 25% 정도 더 커진다.

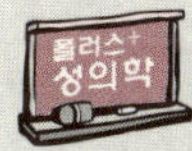

남자의 외도 해결책(?)

남자의 외도를 해결하는 가장 확실한 방법은 단 하나밖에 없다. 그것은 거세를 하는 것이다. 이렇게 하면 그는 자동적으로 일부일처를 지키게 될 뿐 아니라, 「남성호르몬」을 생산하지 못하기 때문에 면도를 자주 할 필요도 없고, 대머리가 될 우려도 없고 또 오래 살게 될 것이다. 정신병 연구기관에서 행한 남자 연구에 의하면, 거세된 남자가 그렇지 않은 남자에 비해 10년 이상 더 오래 살았다. 그러나 정상인과 비교해 볼 때 거세된 남자는 향기없는 꽃이 아닐까?

머리카락

과부 2대가 살고 있었다. 시어머니 과부가 며느리 과부에게, 만약 음란한 생각이 나면서 거시기가 보고 싶으면, 머리카락을 뽑아서라도 참아야 한다고 매일 가르쳤다. 이 말에 따라 며느리 과부는 욕정이 일어도 꾹꾹 참고 지냈는데, 어느 날 시어머니가 매일 밤마다 이웃집 하인인 거시기와 통정을 하고 있는 것을 알게 되었다.

"어머니! 저는 머리카락을 뽑으면서 참는데 어머니께선 어찌 그럴 수 있습니까?" 하고 항의를 했다.

시어머니는 그 말을 듣고 머리에 쓴 가발을 벗었다. 머리칼이 하나도 없었다.

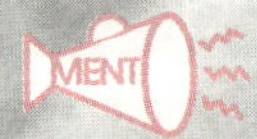 여자가 어떤 특정 남자를 악평할 때는, 그 남자에게 특별한 감정을 느끼고 있기 때문이다. 즉 굴절된 애정표현이다.

가끔씩 듣게 되는 「질」방귀. 서로가 은은한 마음에 때로는 서로가 아주 다급한 시각에 우리는 듣게 된다. '어떤 난감한 소리를…….' 진짜 방귀도 아닌 것이 그 시간의 진한 무드를 깨뜨려버리고 서로 킥킥 웃게 만드는 문제다. 사실 모든 여성이 그렇지는 않다. 이것은 「질」내에 공기가 갇혀 있다가 빠지는 '에어'라고 보면 된다. 하지만 체질적으로 또 신체 이상으로 이런 소리가 자주 나올 수 있는데 원인으로는 「질」의 상단이 하단 쪽으로 함몰된 경우이거나 자궁 이탈, 골반 지탱근육이 이완돼 가는 초기징후 등이 원인이 된다. 하지만 대개의 여성은 그 소리에 대해 이상하게 받아들일 필요가 없고 오히려 건강한 성적 반응이라고 봐도 무방하다. 즉 여성이 성적으로 흥분하면서 「질」의 윗부분이 열려있어 그 위를 남자가 강하게 누르기 때문에 나는 소리인 것이다. 그러므로 「소리 = 흥분」이라고 편하게 여기는 마음이 부부생활을 더욱 멋지게 이끌 것이다.

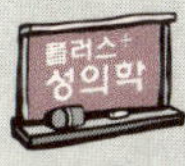

카운슬링 Q&A

Q : 안녕하세요? 저는 22세의 여자 대학생입니다. 자랑 같지만 저는 얼굴도 예쁘고 몸매도 잘 빠져서 인기가 많습니다. 그래서 '킹카' 이외에는 상대를 하지 않는데 같은 동네에 사는 한 멍청한 녀석이 저에게 루즈를 선물하고는 도망갔습니다. 그 분수를 모르는 바보에게 루즈를 돌려주고 싶은데, 어쩌면 좋을까요?

A : 만날 때마다 입술에 조금씩 발라서 돌려주세요.

푯말

터프한 성격의 과년한 딸을 둔 어머니가, 딸과 함께 목욕탕엘 갔다. 그런데 성숙하게 되면 그곳에 무성해야 될 것이 없었다. 놀란 어머니는 의사에게 그 사실을 이야기했다. 그랬더니 의사는 '통행금지!' 푯말을 붙여 놓으라는 것이었다.

어머니 : 아니, 왜 '통행금지!' 푯말을 붙이라는 겁니까?
의　사 : 원래 사람이 많이 다니는 길에는 풀이 안 나는 법이지요.

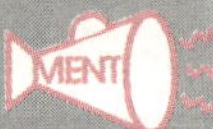

여자의 행동이 남성적일수록, 그 심층에는 여자다운 본심이 숨겨져 있다. 이는 여자다움에서는 자신이 없기 때문이다.

❓ 콘돔을 젤리와 함께 쓰면 효과적이다? 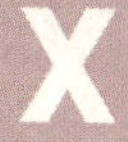 X

「유성윤활제」이기 때문에 같이 사용하면 안 된다.

「유성윤활제」로 유성젤리, 콜드크림, 로션, 베이비오일, 주방용 기름, 쇼트닝류, 석유류 등이 있는데 이것은 콘돔을 약하게 만들어서 찢어질 수 있기 때문에 콘돔과 같이 사용해서는 안되며, 콘돔을 잘 사용하기 위해서는 다음의 사항을 절대로 피해야 한다.

① 「유성윤활제」의 사용은 피해야 한다.

② 콘돔은 햇빛이나 열이 전달되지 않는 곳에 보관을 해야 한다.

③ 너무 오래되어서 빛이 바랜 제품은 사용해서는 안 된다.

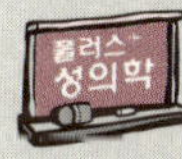

좋은 소식, 나쁜 소식, 난리 날 소식

〈아내〉

① 좋은 소식 : 남편이 피임을 약속했을 때.

② 나쁜 소식 : 섹시한 옷을 입고 야하게 그것만을 기다리는데 피임기구가 없을 때.

③ 난리 날 소식 : 그 피임기구를 딸이 가져간 사실을 알았을 때.

〈아들〉

① 좋은 소식 : 아들이 방에서 열심히 공부하고 있을 때.

② 나쁜 소식 : 청소하다가 아들 방에서 포르노 테이프를 발견했을 때.

③ 난리 날 소식 : 포르노 테이프의 주인공이 우리 부부일 때.

〈남편〉

① 좋은 소식 : 아내가 나에게 말시키지 않을 때.

② 나쁜 소식 : 아내가 이혼을 원할 때.

③ 난리 날 소식 : 아내의 정부가 이혼 전문 변호사일 때.

지혈제

신혼의 초야가 밝자 신랑이 신부에게,

"당신은 처녀가 아니었지?"

"왜요?"

"처녀였으면 당연히 보여야할 피가……."

"아아, 그거요? 의사에게 부탁해서 1주일 전부터 지혈제를 먹었

거든요."

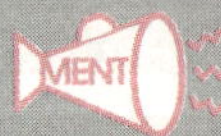

어떤 여자의 결점을 알아내려면, 그 여자 친구들에게 가서 그녀를 칭찬하면 알 수 있다.

? 「자위행위」를 하면 처녀막이 파괴된다?

그럴 수도 있다.

운동을 하다가, 자전거를 타다가, 탐폰을 사용하거나 「자위행위」를 하다가 파괴될 수도 있기에 일률적으로 말할 수 없다.

처녀막은 날 때부터 영장류 이상만 가지고 있는데, 대부분 「질」입구에 있고, 사람마다 형태가 다르며 없는 사람도 있다. 대개는 첫 경험 때 파열이 되지만 처음엔 혈흔이 없다가(20% 정도) 나중에 혈흔이 나올 수도 있다(간혹 혈흔이 며칠씩 갈 수도 있다).

또 처녀막 재생수술은 우리나라, 일본, 이태리가 재생수술을 하는데, 다른 나라에서는 이런 행위를 이해하지 못한다. 오히려 재생수술이 더 심각한 상처를 주기도 한다. 그럴 바엔, 결혼 날짜를 생리 첫날, 또는 피임약을 먹다가 끊으면 생리가 시작되는데, 차라리 '쇼'를 하는 것이 낫지 수술은 하지 않는 것이 좋다. 처녀막 재생수술은 '쌩쇼'다.

한편, 생리의 총량은 커피 잔의 1/2 정도(30cc~50cc)이다. 대부분 첫째, 둘째 날이 많이 나오고 셋째 날부터는 거의 없는데, 이때 남자들은 여자들이 피를 쏟는 줄 아는데, 생각하는 만큼은 아니다.

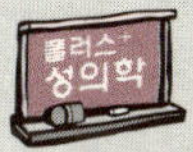

키스의 농도 8가지

① 손등에 하는 것 : 존경

② 손바닥에 하는 것 : 간구

③ 이마에 하는 것 : 우정

④ 감은 눈에 하는 것 : 기쁨

⑤ 뺨에 하는 것 : 감사

⑥ 입술에 하는 것 : 사랑

⑦ 팔과 목에 하는 것 : 욕망

⑧ 그밖에 하는 것 : 미친 짓

얼룩무늬 파자마

암 얼룩말이 바깥세상이 너무 보고 싶어 마구간 우리에서
탈출했다.
먼저 젖소를 만나 물었다.
"넌 무슨 쓸모가 있니?"
"난 우유를 생산하지!"

다음에 양을 만나 같은 질문을 하니 양이 대답했다.
"난 털실을 생산해!"

세 번째는 훌륭한 수말을 만나 같은 질문을 하자, 수말은 주위를
경계하듯이 한바퀴 핑 둘러보더니, 암 얼룩말에게 말했다.
"그럼, 그 파자마를 벗어봐. 그럼 나의 쓸모를 가르쳐 줄 테니까!"

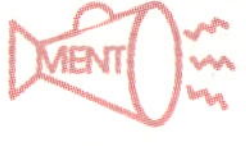

남성다운 복장을 즐겨하는 여자는, 콤플렉스 덩어리이다.

? 원숭이도 「자위행위」를 한다?

원숭이뿐만 아니라 고슴도치, 코끼리, 사슴, 멧돼지, 돌고래, 노루 등 포유동물은 「자위행위」를 하는 동물들이다.

 그러나 인간이 동물과 다른 점은 생식 생리학적 관점에서 볼 때, 성관계는 남성의 정자를 자궁 속에 보내주는 수단에 불과하지만, 넓은 의미에서 종족을 보존하고 부부의 정서를 순화시켜 애정을 깊게 하며, 가족 결속의 원천이 된다는 것이다. 따라서 성관계는 부부간의 자유로운 특권이며 또한 이에 따르는 책임과 의무가 부과되는 것이다. 이와 같은 특권은 상호 신뢰 하에서 서로의 인격을 존중하고, 원만한 가정생활을 통해 가문을 계승하며 발전시켜 나가야 하는 것이다.

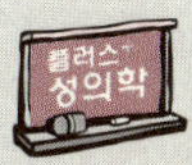

동물들의 「음경」길이

「발기」되었을 때 동물들의 「음경」길이는 흑고래 3m, 코끼리 1.5m, 황소 90cm, 코뿔소 60cm, 돼지 50cm, 고릴라 5cm, 고양이 2cm, 모기 0.03cm 이다 그리고 사람은 평균 12~15Cm 정도이나, 공식적 수치 측정을 통해 발견된 가장 큰 남자의 「음경」길이는 1970년 '포럼'지에 실린 23cm(취침 상태)이다.

어떤 나라

신문을 보던 남편이 해외토픽 기사를 읽다가 신문을 접으며 아내에게 말했다.

"여보! 이것 좀 봐. 참 희한한 나라도 다 있군."

"무슨 기사인데 그래요?"

"아내가 남편과 잠자리를 한 번 할 때마다 5,000원씩을 남편에게 준다는군. 나도 그 나라로 이민이나 가볼까?" 남편이 보여준 기사를 보고 난 아내가 말했다.

"나도 가야지."

"당신이 거기 가서 뭐하게?"

"당신이 한 달에 1만원 가지고 어떻게 사는지 궁금해서요."

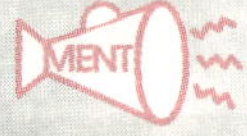

농담을 잘 받아들이지 못하는 여자들은 대체로 시야가 좁으며, 한 번 생각하면 끝까지 고집하는 타입이 많다.

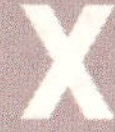

「정액」은 단백질의 덩어린데 달걀처럼 영양의 밸런스가 유지되어 있는 것이 아니고 피부가 매끄러워지는 성분이 있는 것도 아니다. 이 속설은 「펠라치오」를 받고 싶은 남자들이 여자의 저항감을 없애기 위해 만들어 낸 것이다.

다만, 앞서 말했듯이 「정액」성분 중의 「코린」이라는 성분이 여자의 체내 속으로 들어가 여성에게 활력을 주는 것이지, 피부와는 아무 상관이 없다.

또, 「정액」을 먹으면 피부가 좋아진다는 속설도 있는데, 이것도 낭설이다. 「정액」은 90% 이상이 수분으로 영양분이 없다. 특히 「정액 알레르기」가 있는 여성이 먹으면 알레르기 증상을 일으킬 수 있다.

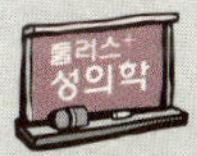

하는 기쁨

대충 계산 해봐도 우리 남자들은 일생동안 5,000회 정도 「사정」을 하게 된다. 그것을 양으로 계산해보면, 첫 「몽정」(夢精) 이후 ‘여차저차’ 한 사정으로 방출되는 「정액」의 양은 매회 평균 3cc로 어림잡을 때 약 5,000회x3cc = 15,000cc 약 15리터가 된다. 거기에 소모되는 정자의 수는 평균 2~4억 마리x5,000회 = ?……. 가히 상상조차 하기 힘든 엄청난 양의 정자가 우리 남자의 몸에서 생겨난다.

못 말리는 신혼부부

하루도 거르지 않고 부부관계를 즐기는 신혼부부가 있었다. 그런데 신랑이 병이 들었다. 의사는 6개월 간 부부관계를 하면 안 된다고 엄명을 내렸다. 그리고 만약 하게 되면 그것은 자살 행위라고 말했다. 그래서 신랑은 아내와 침실을 아래 위층으로 따로 쓰기로 했다. 3개월을 간신히 넘긴 어느 날 밤이었다. 도저히 참을 수 없어 신랑은 아래층 아내의 침실로 내려가기로 했다. 아내도 텔레파시가 통했는지 마찬가지로 위층을 향하고 있었다.

둘은 계단 중간에서 마주쳤다.

남편 : 여보! 나는 지금 아래층으로 당신에게 죽으러 가는
　　　　중이었소.

아내 : 여보! 나는 지금 위층으로 당신을 죽이러 가는
　　　　중이었어요.

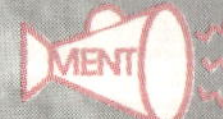

똑똑한 남자+똑똑한 여자 = 로맨스. 똑똑한 남자+멍청한 여자 = 임신.
멍청한 남자+똑똑한 여자 = 스캔들. 멍청한 남자+멍청한 여자 = 결혼.

남성 성기에 해당하는 여성의 「음핵」은 「발기」하는 회수나 주기가 건강한 남성들의 그것과 똑같다는 과학적인 결과가 나왔다. 즉 여성도 남성과 마찬가지로 수면동안 「발기」를 한다는 것이다. 또 다른 조사를 통해 여성의 「질」벽에 흐르는 「혈류량」을 측정해 보니 여성에게 성적 흥분이 유발될 수 있는 일을 생각하게 하거나 읽도록 했을 때 여성의 「질」벽에 흐르는 「혈류량」이 증가한다는 것이 확인되었다.

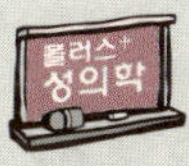

오이가 애인보다 좋은 이유 8가지

① 오이는 욕실을 지저분하게 하지 않는다.

② 오이는 아무 때나 차버릴 수 있다.

③ 오이는 몇 개든 원하는 대로 가질 수 있다.

④ 오이는 길이가 평균 15cm는 된다.

⑤ 오이는 먹고 싶은 마음이 들면 먹을 수도 있다.

⑥ 오이는 일주일 넘게 시들지 않는다.

⑦ 오이는 때와 장소를 가리지 않고 먹을 수 있다.

⑧ 오이는 어머니가 불쑥 찾아왔을 때 냉장고에 숨겨둘 수 있다.

남편 노릇

칠십 먹은 노인이 오십 먹은 여자와 결혼을 했다. 아무래도 그 일은 무리일 듯 싶어서 그들은 각방을 쓰기로 했다. 그러나 잠시 후 신랑은 자신의 의무를 다해야겠다는 생각에 신부의 방문을 노크하면서 말했다.

"남편 노릇 하러 왔소!"

그러자 신부는 기다렸다는 듯 신랑을 방으로 들어오게 했다. 두 사람은 뜨겁게 관계를 가졌다. 일을 마친 후 남편은 자기 방으로 돌아갔다.

그런데 한 시간 후, 남편은 다시 신부의 방을 노크하면서 말했다.

"남편 노릇 하러 왔소!"

이게 웬일? 신부는 다시 얼른 신랑을 들어오게 했다. 일을 마친 뒤 남편은 다시 자기 방으로 돌아갔다.

두 시간 후, 남편이 다시 신부의 방문을 두드리면서 피곤한 듯 말했다.

"남편 노릇 하러 왔소!"

신부는 고개를 갸웃거렸다.

"여보, 벌써 두 번이나 왔다 갔잖아요. 피곤하지도 않으세요?"

그러자 남편이 머리를 긁적이며 말했다.

"미안하오. 나이 탓인지 자꾸만 기억력이 없어서……."

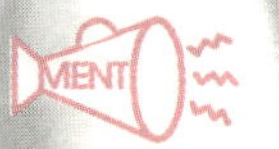

웃는 여자는 다 예쁘다!

？ 「사정」을 안 하고 성관계를 끝내면 건강에 좋다?

무지 해롭다.

「정액」은 적절히 방출되어야 한다. 마치 샘물이 흘러나오듯이 방출되어야 한다. 그래야 건강에 좋다. 금욕을 장기간하면 정자수가 줄기도 한다.

한편 자기의 의지대로 「사정」을 할 수 없는 것을 「지루」라고 하는데, 「지루」는 「조루」보다 고치기 힘들다(75%정도). 원인은 심리적인 것이 대부분이고, 고혈압 약을 먹는 사람에게 더 많이 나타난다. 「자위행위」때는 잘 되는데, 아내와 성관계를 하면 「지루」가 되는 사람이 대부분이다. 「지루」인 남성의 체위는 「남성상위」가 좋고, 「자위행위」를 먼저 한 후(「사정감도」를 70% 정도까지 올린다) 성관계를 하면 좋다.

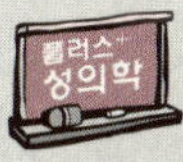

인간의 일생을 시간으로 나누어보면(60년 기준)

① 잠을 잔다..........24년 ② 일을 한다.................13년
③ TV를 본다.........10년 ④ 사회 활동을 한다.....22년
⑤ 음식을 먹는다......4년 ⑥ 목욕을 한다...............1년
⑦ 화장실에서 보낸다..10개월~1년 ⑧ 성관계를 한다.........6개월
⑨ 기타..............나머지

내가 좋아하는 것

제주도로 신혼여행은 온 병태와 영자는 며칠동안 호텔 방에 틀어박혀 코빼기도 내밀지 않았다. 사흘째 되는 날, 두 사람은 드디어 식사를 하려고 식당으로 나갔다. 종업원이 주문을 받으러 오자 영자가 수줍은 듯이 병태에게 말했다.

"자기, 내가 뭘 좋아하는지 알지?"

그러자 병태가 기운없이 말했다.

"물론 알지. 하지만 뭘 좀 먹어야 할 거 아냐?"

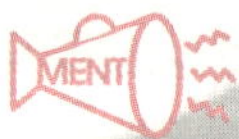

여자가 자신의 문제를 발설하는 것은, 발설 그 자체가 하나의 스트레스 해소책이기 때문이다. 그러므로 그녀는 남이 자신의 말을 들어주기를 바랄 뿐, 해결을 바라는 것이 아니다.

남자들은 성관계 시간이 길수록 아내를 만족시키는 것과 비례한다고 생각한다. 하지만 오랫동안 성관계를 해야만 만족스런 부부생활을 하고 있는 것이라고 생각하는 것은 남자의 쾌감을 막는다. 왜냐하면 시간을 오래 끄는 데만 온통 신경이 집중되어 순간순간 맛보게 될 작은 쾌감들을 놓치게 되기 때문이다.

성관계는 「전희」부터 클라이맥스, 마무리까지 30분 정도가 적당하다. 이것은 남자를 위해 5분, 여자의 성감을 올리는데 15분, 함께 정상에 오르는데 5분, 그리고 「사정」한 다음 편안하게 누워서 서로의 애정을 확인하는 마무리로서의 「후희」5분이다. 30분 이상을 끄는 성관계는 체력 낭비이다. 그것을 1시간이나, 2시간 끌었다고 자랑하는 남자들이 있는데, 단순한 지속 시간의 연장은 무의미하게 체력만 소모하는 것이다. 또 성관계 시간이 너무 길면 여성의 「질」이 건조해지기 때문에 상처가 난다. 여성에게 있어서는, 보다 깊은 절정을 느끼게 함과 동시에 서로의 타이밍을 맞추는 것이 중요하다.

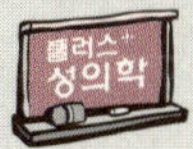

야한 사람은 못 푸는 퀴즈 5가지

① 넣을 때의 설렘, 흔들 때의 즐거움, 뺄 때의 아쉬움을 갖는 것은?
　〈저금통〉
② 내 다리를 벌려 봐. 맛있는 걸 먹어 봐. 이것은 무엇일까?
　〈젓가락〉
③ 둥글둥글하고 만지면 말랑말랑하고 크기는 다양한데, 크면 클수록 좋아하고 끝에 꼭지가 달려있는 것은? 〈풍선〉
④ 겉옷을 벗기고, 속옷을 벗겨내면 나타난다. 처음엔 단단한데 입안에 넣고 빨면 흐물흐물 해지는 것은? 〈껌〉
⑤ 원통형에 구멍이 나 있고 손으로 만지작거리면 구멍에서 하얀 액체가 나오는 것은? 〈치약〉

목욕

경기도 양평지방은 겨울에 춥기로 유명하다. 한 번은 동네 아주머니가 목욕탕을 다녀오는데, 집에 와 보니 둘둘 말아온 수건이 얼어서 빳빳하게 있는 게 아닌가. 마침 남편도 오랜만에 목욕을 가려고 주섬주섬 옷을 입고 있었다. 순간, 뭔가 떠오른 아줌마가 남편에게 말했다.

"여보, 지금 목욕 가려고 그라지~예?"

"응, 근데 왜?"

"기왕이면 돌아올 때, 아랫도리는 벗고 오이소!"

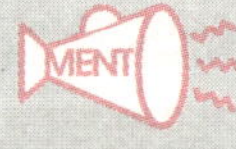

남자는 목욕하고 나서 친해지고, 여자는 친해지고 나서 목욕한다.

정자를 만들어 내는 「고환」은 체온보다 항시 3℃ 정도 낮은 온도가 되야 좋은 환경이 된다. 그래서 추우면 「고환」이 몸으로 달라붙고, 더우면 몸으로부터 멀리 늘어지게 된다. 마치 방열 기구처럼 언제나 쭈굴쭈굴한 주름투성이의 모습으로 매달려 있다. 그런데 '사우나 도크' 안에는 고온을 유지하고 있기 때문에(심한 곳은 100℃가 넘는다) 「고환」이 늘어나 봐야 별 뾰족한 수 없다. 그냥 고열에 노출되어 엄청 열 받을 수밖에 없다. 때문에 「고환」은 최악의 컨디션이 되고, 이로 인해 정자 생산 활동이 위축되고, 치명타를 입는다. 그러니 사우나를 자주 하면 정자수가 줄어들 수밖에 없다.

신혼부부 중에 불임으로 고민하고 있는 커플이 있다면, 신랑이 너무 사우나를 좋아하지 않나 물어봐서 너무 자주하고 있으면 좀 말려야 한다. 사우나를 가더라도 사우나 도크 안에는 들어가지 말아야 한다. 그리고 장시간의 운전과 꽉 끼는 속옷도 고환은 싫어한다.

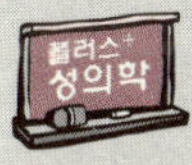

신혼부부와 초보 운전의 공통점 5가지

① 보기만 하면 올라타고 싶어 한다.

② 아무리 오래 해도 싫증이 안 난다.

③ 기술은 서툴러도 힘으로 밀어붙인다.

④ 조용하지 않고 요란한 편이다.

⑤ 남들이 저 시절이 좋을 때라고 말한다.

온 몸을 다해서

어느 날, 영자가 비싼 모피코트를 입고 마치 모델처럼 우아하게 거리를 걷고 있었다. 때마침 그 거리에는 '야생동물보호협회'에서 나온 사람들이 시위를 벌이고 있었다. 한 동물 애호가가 걷고 있던 영자를 붙잡고 경멸하는 듯한 투로 말했다.

"아가씨! 이 코트 때문에 사랑스러운 짐승들이 얼마나 많이 죽었는지 아십니까?" 이 말을 들은 영자가 눈에 쌍심지를 켜고 말했다.

"아저씨! 내가 이 모피 코트를 사 입으려고 얼마나 많은 밤을 짐승들과 지냈는지 아세요?"

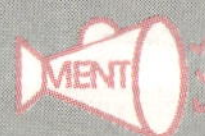

여자는, 동물들이 모피가 되는 기분을 모른다.

남자는 섹스에서 무엇을 원할까?

그 대답은 간단하다. 남자는 「오르가슴」을 통하여 축적된 긴장을 해소하려고 한다. 성관계 후 남자의 몸은 약간 가벼워진다. 왜냐하면 그는 신체의 일부를 잃어버리고 회복을 원하기 때문이다. 바로 이때문에 남자는 성관계 후 곧바로 잠이 들어버린다. 또한 정서적으로 표현할 수 없는 것을 육체적으로 표현하기 위해 성관계를 이용한다. 새로운 직장을 찾아야 한다거나, 초과 인출된 금액을 은행에 갚아야 한다거나, 어떤 논쟁거리를 해결해야 하는 등의 문제가 있을 때, 남자는 성관계를 통하여 자신의 팽팽한 정서를 이완하려고 한다. 여자는 대부분 이러한 사실을 이해하지 못한다. 그래서 남자가 해결하기 어려운 문제를 갖고 있다는 핵심은 놓쳐버린 채, '이용당했다' 는 사실에만 분개한다.

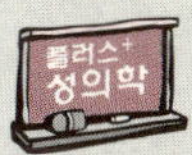

성관계 후 남녀의 차이

성관계 후 여자는 호르몬 분비가 왕성하여 이 세상 모두를 포용할 것 같은 자세가 된다. 그녀는 남자를 만지고 싶고, 껴안고 싶고, 말하고 싶어진다. 그러나 남자는 사정이 다르다. 그는 곧바로 잠에 떨어지거나 침대에서 벌떡 일어나 전구를 갈아 끼우거나 커피를 끓이는 등 뭔가를 하지 않으면 안 된다. 이와 같은 현상이 일어나는 것은, 남자들은 늘 자기 자신을 통제하기 원하기 때문이다. 그런데 「오르가슴」을 느끼는 동안에는 잠시 통제력을 상실한다. 그래서 침대에서 벌떡 일어나 뭔가를 함으로써 그런 통제력을 회복하려는 것이다.

왕

남편이 옷을 훌딱 벗고 거울 앞에 서서 이렇게 말했다.

"이~야! 내 거시기가 2인치만 컸어도 왕이 되는 건데."

옆에서 그 모습을 보고 있던 부인이 비웃으며 말했다.

"맞아요. 하지만 2인치만 작았으면 당신은 공주야!"

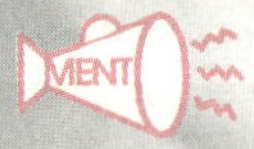 여자가 "그냥 해본 소리야!" 라는 말은, 사실은 진심이라는 말이다.

무엇보다 비아그라는 정력제가 아니라 「발기부전」치료제라는 것을 잊지 말아야 한다.

특히 멀쩡한 사람이 비아그라를 복용했다가 「약물의존성」이 생긴 다음에 약을 끊으면 그나마 되던 「발기」도 불가능해질 수 있다. 또한 비아그라는 하루 한 알 이상 먹어서는 안 되며, 하루 한 알 이상 먹으면 약효가 누적돼 4시간 이상 「발기」가 지속되는 「지속발기증」이나 혈압강하 등의 부작용이 생길 수 있다.

만일 「지속발기증」이 생기면 즉시 병원으로 가야 하며 방치할시 「음경조직」이 손상되어 불구가 될 수 있다.

그리고 비아그라는 음주 뒤에는 복용하지 않는 것이 좋다.

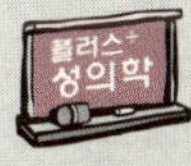

부부싸움 5반칙

① 욕을 한다.
② 폭력을 쓴다.
③ 인신공격을 한다.
④ 집안 내력을 들춘다.
⑤ 가출을 한다.

기발한 주문

못생긴 외모 때문에 아직 시집을 못간 노처녀가 팬티를 사러 양품점엘 갔다. 이것저것 고르더니 마침내 그 집에 진열된 것 중에서 가장 야하고, 비싼 팬티를 한 장 집어 들고는 노처녀가 말했다.

"이 팬티에 글씨를 새겨 넣을 수 있을까요?"

"그야 어렵지 않죠. 그런데 팬티가 워낙 비싼 거라……."

"상관없어요. 이걸로 하겠어요."

"네, 알겠습니다. 그런데 뭐라고 쓸까요?"

"으~음, '이 글씨를 읽을 정도로 가까이 오세요!' 라고 써주세요."

"어머, 그것 참 재밌네요. 알았어요."

양품점 주인이 '네 얼굴을 보니 사정을 알 만하다.' 는 듯 웃음을 지으며 글씨를 쓰려하는 데, 노처녀가 다시 불렀다.

"잠깐! 그런데요……."

"네?"

"기왕이면 점자(點字)로 써주세요!"

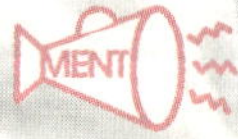

여자의 마음에는, 모든 남자의 외설적인 시선을 받아보고 싶다는 선정적 욕망이 깔려있다.

옛날 궁중생활을 했던 내시들은 「고환」이 없었기 때문에 그들은 정자는 물론, 「남성호르몬」을 생산치 못했다. 하지만 그들은 새벽이 되면 그래도 어김없이 일어난다(물론 그 시간은 극히 짧지만). 그것은 「발기」를 일으키는 데 필요한 호르몬 분비물들과 신경계 전반에 필요한 물질들, 또 그 물질들을 형성키 위해 필요한 영양분들은 육체적 결함(고환 없음)과는 상관없이 진행되는 요소가 있기 때문인 것이다. 다시 말하면 호르몬 분비물이나 신경 물질의 부족, 또 그 영양분의 부족은 「발기부전」을 유발할 가능성이 많다는 것이다. 실제로, 나이가 많아 「음경해면체」가 어느 정도 손상됐다 할지라도, 「발기」에는 전혀 문제가 없는 경우가 있고, 또 「해면체」에는 아무 손상이 없으나 「발기부전」이 오는 그 반대의 경우도 있다는 것이다.

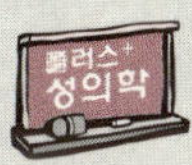

성과 성기의 변화

여자가 성행위에서 만족할 수 있는 능력은 30대 후반으로 접어들면서 절정에 달하고, 그 이후 조금씩 하락하여 60대까지 하락이 지속된다.

남자는 22세 때 성적 만족이 최고 수준에 도달했다가 점차 하락한다.

나이가 들수록 여자의 성기는 그 크기가 점점 줄어들고, 남자는 30세 이후부터 「발기」하는 각도가 차츰 내려간다. 물론 정자의 생산량도 줄고, 「정액」을 「사정」하는 힘과 양도 줄어 보잘것 없어진다.

불행 중 다행

보석상을 하는 갑부가, 엉덩이가 크게 다쳐 병원을 왔다. 담당 의사가 물었다.

"어쩌다 이런 곳을 다치게 됐습니까?"

"이거 부끄럽습니다만, 어젯밤에 제 정부의 아파트를 찾아갔다가 그저 급한 김에 응접실 바닥에서 그녀와 절정의 사랑을 즐기고 있었는데, 그만 천장에 달려 있던 샹들리에가 제 엉덩이에 떨어져 이렇게 된겁니다."

그러자 의사가 고개를 끄덕이면서 말했다.

"참으로 다행이군요. 엉덩이에 떨어졌기에 망정이지 당신 머리 위로 떨어 졌더라면 정말 끝장이 났을 겁니다."

의사의 이 말에 사내가 말했다.

"그래요, 정말 다행입니다. 그놈의 샹들리에가 10초만 일찍 떨어졌어도 제 머리는 박살났을 겁니다."

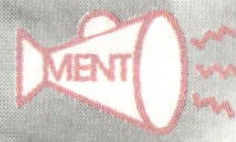

자석은 쇠붙이를 끌어당기고, 보석은 여자를 끌어당긴다.

완전한 섹스란 어떤 걸까? 그것은 사랑이 있는 섹스다. 그것은 성적 만족감이 최고조로 달하는 섹스다. 그것은 성관계 후 느끼는 성취감이 있어야 한다. 정신적, 육체적 스트레스가 사라져야 하고 상대를 더욱 신뢰하며 사랑이 더욱 샘솟는 마음을 비롯해, 무엇보다도 내 몸 자체가 개운하며 가뿐해져야 한다. 그것이 완전한 섹스다. 하지만 불완전한 섹스는 오히려 상대가 미워지고, 성관계 자체가 대단히 짜증나며, 정신적, 육체적 스트레스를 가중시킨다. 즉 불완전한 성관계가 오히려 사랑을 파괴시킨다는 얘기다.

사실 성관계는 분명 두 사람만의 합의에 의해 이뤄져야 뒤탈이 없고 멋지다.

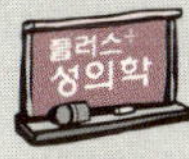

비타민 B2와 부부활력

부부금실이 나빠지는 데는 여러 가지 원인이 있겠지만 그 중에서 식생활이 문제가 된다면 전적으로 책임은 주부가 질 수밖에…….

특히 비타민B2 부족은 부부, 특히 남편에겐 치명적이다. B2가 부족하면 의욕이 떨어져 바깥에서는 근무 불성실로 감원대상 1호가될지도 모르며, 집에 돌아오면 밤에 아내보기가 무서워진다. 정도가 심하면 섹스 불감증까지도 온다. B2가 많은 식품은 우유, 치즈, 요구르트, 셀러리 등이며, 채소를 많이 먹으면 장내 유산균이 늘어나 B2가 자체 생산된다. 비타민 B2 먹고 부부의 활력과 화합을!

JOKE

팬티보기

거시기와 삼순이가 있었다. 흑심이 발동한 거시기는 삼순이의 팬티를 보기 위해 고심하던 중 좋은 묘안을 떠올렸다.

"삼순아! 너, 저기 보이는 소나무 위에 올라가면 내가 갖고 있는 이 꽃다발 너 줄게!"

거시기의 권유에 따라 나무에 열심히 올라가던 삼순이가 갑자기 거시기를 돌아보며 말했다. "이 엉큼한 놈아! 니 속셈을 내가 모를 줄 알고?"

"무슨 속셈?"

"내 팬티 볼 생각하지 마, 내가 그럴 줄 알고 팬티를 안 입고 나왔어!"

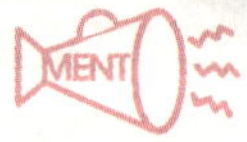

여자는 꽃 냄새를 맡으면, 생리적으로 성적 충동이 높아진다.

❓ 뚱뚱하면 성적 능력도 떨어진다?

운동을 하지 않아서 뚱뚱해진 몸매는 성적 매력의 감소뿐만이 아니라 성적 능력도 떨어진다. 콜레스테롤의 증가와 혈액순환 기능의 감소는 조그만 관들을 막히게 한다. 당연히 성기로 가야 할 혈액의 양도 적어지고 따라서 「발기」에 필요한 충분한 혈액이 성기 내로 들어가지 못해 「발기부전」이 된다. 심한 정도로 막히지 않았을 때는 성관계가 가능하나 오랫동안 「발기력」을 유지하지 못하게 되어 일찍 끝나게 되는 것이다. 따라서 심한 경우에는 혈관을 확장시키는 「발기유발제」나 「보형물삽입수술」을 해야 성관계가 가능하게 된다.

배가 너무 나오면 성 관계에도 약간의 지장이 생기게 된다. 비만은 「돌출」된 성기를 왜소하게 만들어 정신적 스트레스를 주고, 당뇨병 및 동맥경화증을 유발시켜 「발기장애」를 가져온다. 또 심장에 무리를 주어 성관계 중에 심장마비를 일으키는 「복상사」의 원흉이 되기도 한다. 일반적으로, 정상적인 체중에서 7kg 늘어나면, 「음경」의 길이는 1cm 줄어든다.

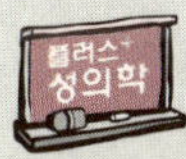

가장 섹시한 부분

한 잡지사(Glamour)에 의하면, 남자들은 여자들이 미소를 지을 때 가장 섹시해 보인다는 결과가 나왔다.

또 런던 「선데이 타임스」에서 조사한 바에 의하면, 여자들이 남자의 신체 중 제일 섹시하다고 여기는 부분은 엉덩이라는 결과가 나왔다.

여성들이여, 미소를 지어라! 남성들이여, 엉덩이의 군살을 빼라!

어느 대학

대학생인 달수가 같은 과 여학생 경희를 꼬드겨서, 휴일에 야외로 드라이브를 하러 갔다가 모텔에 들어갔다. 그런데 그 모텔은 방음이 잘 되어있지 않았기 때문에 옆방의 소리가 또렷이 들리는 그런 모텔이었다.
옷을 벗은 달수가 경희에게 목소리를 깔고 말했다.
"경희~ 대!"
그러자 경희가 물었다.
"외~ 대?"
"잔말 말고, 중앙~ 대!"
"아주~ 대?"
이때 오른쪽 옆방에서 자고 있던 할아버지 할머니부부가 이상한 소리에 깨었다. 할머니 왈,
"쟤네는 한~ 대!"
참다못한 할아버지가 옆방으로 가시더니……
"교~ 대!"
– 잠시 후, 할아버지가 경희에게 말했다.
"고~ 대지?"
"단~ 대요!"
그때 왼쪽 옆방에 자고 있던 남자가 시끄러워 잠을 깨며 하는 말,
"지금이 새벽 한신~ 대! 왜 이리들 부산~ 대!"

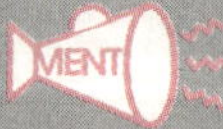

결혼과 우정을 구분하는 가장 중요한 특징을 꼽는다면 그것은 섹스이다.

? 남자들은 처음부터 강한 자극을 원한다?

남자에게서 가장 바라는 것이 무엇이냐는 질문에 여자들은 대부분 부드러운 손길을 첫째로 꼽는다. 속도를 늦추고 조심스럽게 과정을 밟아 나감으로써 그녀의 쾌감은 서서히 커진다. 그러나 남자는 이와 다르다. 직접 「음경」을 자극하면 그의 쾌감은 수직 상승한다. 이런 사실을 잘 알지 못하는 대부분의 여자들은 그의 성감대에 손을 대기 전까지 너무 오래 시간을 끌어 그에게 욕구불만을 갖게 한다. 만약 그런 식의 애무가 너무 노골적이라 내키지 않는다면 그의 몸 위로 올라가 성기 부분을 지그시 압박하여 남자의 그런 욕구불만을 줄일 수 있다. 남녀가 서로 다르므로 남자는 속도를 늦추는 연습을 하는 것이 좋다. 여성이 가장 민감한 부분에 다짜고짜 손을 대거나 처음부터 삽입을 시도하지 말고 남자는 우선 그녀가 마음의 준비를 하도록 배려해야 한다. 여자의 욕망을 증대시키기 위해 남자는 성감대에 대한 직접적인 자극을 아낄 필요가 있다.

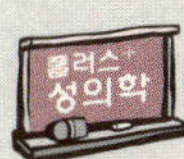

「후희」는 성관계의 마무리 운동에 해당한다.

성행위 중 「오르가슴」으로부터 점차 가라앉는 단계를 생리적으로는 「해소기」라 한다. 남성에 비해 여성의 「해소기」가 길기 때문에 「후희」(키스, 애무, 포옹……)로 성의 만족감과 애정을 함께 나누고 즐겨야 한다.

여성은 이 단계를 즐기는 편이기에, 남성은 성행위 뒤에도 따뜻하게 감싸 주어야 하나, 남성은 「오르가슴」으로 인한 피로와 「이완감」때문에 쉽게 잠에 곯아떨어지는 경우가 많아 여성의 불만을 사기도 한다. 함께 충분히 나누지 못한 섹스는 문제가 있다.

만껌 답안

모 여대 정신 분석학을 강의하는 한 교수는 유독 성에 관한 관심이 많았다.

그래서 그의 시험 문제도 성에 관련된 문제가 많았다.

한 번은 중간고사를 치르는데, 기가 막힌 문제가 출제되었다.

"본인의 성감대를 아는 대로 쓰시오."

(   )(   )(   )(   )(   )(   )

시험지를 받아든 학생들은 모든 지식을 총동원하여 신체 부위를 적어나갔다.

몇몇 학생들은 여섯 개의 괄호를 채우는데 그쳤지만, 대부분은 자신이 아는 부위를 전부 나열하느라 괄호가 부족했다.

학생들의 답안지를 받아든 교수는 매우 흡족한 표정을 지었다.

그 중 만점짜리 답안지가 유일하게 하나 나왔는데, 그 내용은

(온)(몸)(이)(성)(감)(대)

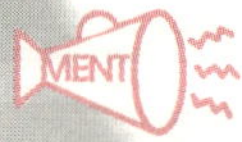

호텔, 포르노 영화, 섹스 등을 극단적으로 피하는 여자는, 성적인 관심이 오히려 강하다.

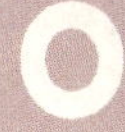

여자와 함께 술을 마시는 남자는, 상대방이 술에 취하면 자기 여자로 만들어 보려는 속셈을 가지고 있으며(일부), 사실 그런 좌석에서 호텔로 가게 되는 커플도 있다. 그래서인지 남자들은 여자를 술에 취하게 하려고 억지로 술을 권한다. 그러나 그렇게 하면 오히려 실패할 확률이 높다. 여자를 설득하는 데 가장 효과적인 역할을 해 주는 것은 약간 취기가 돌 정도이다. 대뇌 생리학적으로 이 단계에서 이성이나 정서를 컨트롤하는 대뇌의 새로운 피질이 가볍게 마비된다. 즉 상대방에 대한 경계심이나 일반적인 도덕의식이 희박해 지는 상태이다. 반면에 만취하게 되면 모처럼의 낡은 피질까지 마비되어 성욕도 사라진다. 술이 많이 취하면 성에 대해 불감증이 되는 것은 남자들도 흔히 경험하는 일이다.

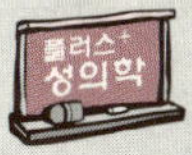

성감대의 위치

성감대의 위치는 어딜까? 정답은 없다.

그러나 스스로 해답을 찾을 수 있다. 우리 몸의 많은 부위가 성적 쾌감과 관계가 있다. 일반적으로는 혀, 귓불, 가슴, 항문, 성기, 골반뼈, 어깨선, 척추끝, 목 등이 대표적인 쾌감부위라 볼 수 있다. 이곳들은 이른바 호르몬 분비가 촉진되는 곳이다. 우리는 그러한 곳의 자극을 통해 우리 몸의 혈압을 높이기도 하며 심장은 그 박동수를 발전시켜 그 뜨거운 힘과 열정을 대체로 세 곳(입, 성기, 가슴 또는 유두) 으로 모으기도 한다. 여성의 대부분은 「음핵」이 쾌감의 중요한 열쇠가 된다. 이 「음핵」이야말로 남성의 「음경」과 마찬가지로 충분한 마찰과 탄력이, 이른바 「오르가슴」이 꼭 넘어야할 강처럼 되어 있다. 때문에 「오르가슴」을 위해선 「음핵」의 다양한 터치와 함께, 「질」터널의 「피스톤운동」이 동시에 요구된다.

플레이보이의 최후

어느 도시의 소문난 플레이보이가, 스포츠카에 애인을 태우고 경치가 좋은 곳으로 드라이브를 나갔다. 젊은 아가씨는 플레이보이의 달콤한 말에 반해버렸고, 그래서 그 아가씨는 플레이보이가 원하는 것은 모두 들어주었다. 그러다 환상적인 광경에 흥분된 플레이보이는 전속력으로 질주하다가 그만 실수로 가로수를 들이받았다. 다행히 안전벨트를 맨 탓에 최악의 상황은 면할 수 있었다. 하지만 그 옆에 같이 타고 있던 젊은 아가씨는 자리에서 튕겨 나가 길바닥에 중상을 입고 쓰러져 있었다.

구조대가 왔을 때, 플레이보이는 아랫배를 움켜쥐고 고통스러워하고 있었다.

구조대원이 말을 건넸다.

“그래도 안전띠가 생명을 구했어요. 그렇지 않았더라면 저 아가씨와 함께 길바닥에 나뒹굴고 있을 겁니다. 다행으로 생각하세요.”

“예, 맞아요. 하지만, 으~~~”

“아니 왜 그러세요?”

아래쪽을 움켜쥔 채 플레이보이는 몹시 괴로운 표정을 지으며 말을 이었다.

“저~~ 저~ 아가씨가 입에 꽉 물고 있는 게 뭔지, 한번 보세요! 으으~~~”

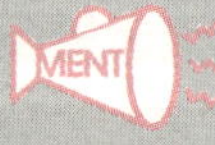

사고와 여자는, 부르지 않아도 찾아온다.

? 여자는 시각보다 청각에 끌린다?

언제나 남성 쪽에서만 전화를 걸지 말고 여성 쪽에서도 전화를 걸도록 만들어야, 그녀는 사랑이라는 게임에 적극적으로 참여하게 된다. 여성에게 있어서 남성과 전화로「수다」를 떠는 것은 일종의「자위행위」로 시각적으로 성적 흥분을 느끼기 쉬운 남성과는 반대로 청각에 의해 성적인 상상을 하는 여성은 전화로 남성의 목소리를 들음으로써 성적인 욕망이 자극되고 그것으로 만족하기도 한다.

 남성과 전화를 한 뒤 흥분하여 남성의 목소리를 상기하며 그 여운 속에서 자신도 모르게 자기 몸을 더듬는다. 이는 생리적인 면으로 보아 결코 드문 일은 아니다. 여성이 속삭임에 약하다는 것도 말하자면 귀에서 그것을 느끼기 때문이다.

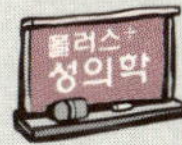

여자에게 있어서 다정한 말은 「전희」에 해당된다.

여자에게 있어서 다정한 말은 「전희」의 중요한 한 부분으로 만약 성관계 중에 남자가 말을 하지 않으면, 여자는 그가 성관계에 흥미를 잃어버린 게 아닐까 하고 생각한다. 남자는 여자의 이러한 필요에 부응하기 위해 「전희」중에 사랑의 말을 많이 속삭이는 연습을 해야 한다.

여자는 성관계 중에 말을 해서는 안 된다. 남자의 흥미를 계속 유지시키기 위해서, "아!" "오!" 같은 단음절의 소리를 계속 내지르면 충분하다. 이렇게 하면 남자에게 만족스럽다는 신호를 주게 되고, 그러면 남자는 신이 나서 더욱 충성(?)한다. 만약 성관계 중 여자가 말을 한다면, 남자는 대답을 해야 될 터이고 그렇게 되면 섹스의 황홀한 순간은 실종되어버리고 만다.

'아다다'와 소방관

동네에 큰불이 났다. '아다다'는 황급히 소방서로 달려갔다. 그런데 말을 못하는 '아다다.' 무슨 수를 써서라도 불이 났다는 것을 알려야겠는데…….

궁리 끝에 '아다다'는 자신의 블라우스를 벗은 뒤 장작 두 개를 주워들고 양쪽가슴 사이에 대고 사람 인(人)자를 만들어 불 화(火)자를 나타냈다.

"뭐야? 불이 났다고? 어디서?"

소방관이 다급하게 묻자 '아다다'는, 치마를 벗어 아랫도리를 가리켰다.

"뭐? 털보네 구멍가게에서 났다고? 어느 정도 났는데?"

소방관의 물음에 더 벗을게 없는 '아다다'는, 소방관의 바지를 벗기고 아랫도리를 가리킨 뒤 양손을 크게 벌렸다.

"뭐? 기둥만 남고 다 탔다고?"

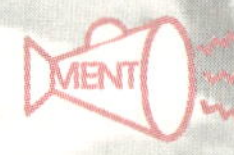

의복이나 액세서리는, 여자에게 있어서 자아의 연장이다.

유방이 크면 성감이 좋다?

유방의 크기와 성감은 전혀 상관이 없다. 애마부인이 울고 갈 이야
기지만…….

유방의 90%는 지방으로 감각이 없다. 아무리 큰 유방이라도 격렬
한 애무는 오히려 통증만 더할 뿐이다. 크기와 상관없이 성감은 똑
같다는 얘기다.

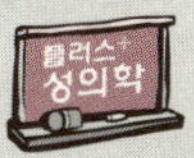

모유의 의학적 장점 10가지

① 초유에는 면역성이 10배나 들어있다.
② 정서적으로 아이에게 안정을 준다.
③ 우유를 먹고 자란아이보다 IQ가 8~10 정도 높다.
④ 우유를 먹고 자란아이보다 감성적 전달이 뛰어나다.
⑤ 우유를 먹고 자란아이보다 신체적으로 더 강하다.
⑥ 우유를 먹고 자란아이보다 성인병에 걸릴 확률 50%로 줄어든다.
⑦ 우유를 먹고 자란아이보다 설사나 호흡기 감염, 중이염에 걸릴
　확률이 줄어든다.
⑧ 엄마는 유방암에 걸릴 확률이 30~40%로 줄어든다.
⑨ 출산 후, 자궁수축을 도와준다.
⑩ 엄마의 체중조절에 효과적이다.

모유의 유머학적 장점 10가지

① 온도가 항상 일정하다.
② 휴대가 간편하다.
③ 용기가 아름답다.
④ 촉감이 좋다.
⑤ 빨대가 필요 없다.
⑥ 공짜다(경제적이다).
⑦ 도둑맞을 염려가 없다.
⑧ 한 쪽을 다 먹어도 스페어가 있다.
⑨ 뒤로 자빠져도 쏟아지지 않는다.
⑩ 아빠와 겸용이다.

JOKE

<h1 style="text-align:center">출입을 금함</h1>

어두운 밤, 두 남녀가 건설현장을 지나고 있었다.

남자는 문득, 성관계를 갖고 싶어 으슥한 곳으로 여자를 데리고
갔다.

여자도 싫지 않은 듯 순순히 따라갔다.

남자 : 우리 여기 들어가자고. 밤이라 아무도 없어.

여자 : 어머, 빌딩 건설현장이잖아요. 괜히 경비한테 들키면
　　　혼나는 거 아닐까요?

남자 : 우린 괜찮아. 이 게시판을 봐.

　－ 관계자 외에는 출입을 금함 －

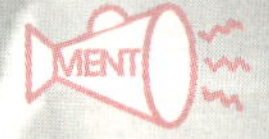

남자는 실연 당하면 다른 여자를 통해 그녀를 잊으려하고,
여자는 실연 당하면 다른 남자에게서 그를 느끼려 한다.

남성의 「사정」과 관련하여 잘못 알려진 상식이다.

「사정」하기 전에 「음경」을 빼면 임신을 하지 않는다고 생각한다면, 그것은 하나만 알고 둘은 모르는 정보이다.

남자는 성적으로 흥분하면 「사정」을 하게 되는데, 본격적으로 「사정」하기 전에 작은 양이지만 일정한 액체를 먼저 내뿜는다. 이 액체는 남성의 「전립선」옆에 있는 「Cowper's gland」라는 곳에서 분출되는 것으로 여성 「질」속의 산성을 중화시키고 「윤활작용」을 한다. 일반적으로 남성이 '사정할 것 같다'고 느끼는 순간에는 이미 이 액체가 분출되어 있기 마련이며, 여기에도 많은 수의 정자가 포함되어 있다.

그러므로 「질외사정」을 해도 임신이 가능할 수 있는 것이다.

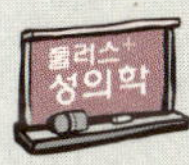

「발기」해서 「오르가슴」에 달하면 「사정」이 되는 이유

「사정」은 대뇌피질에서 일어난 성적 자극이 선상하부의 성 중추를 경유해 척추의 「사정중추」를 자극하기 때문에 일어나는 것이다. 성적 자극이 높아지고 「오르가슴」에 달하면 「전립선」등의 「평골근」이 수축하여 「정액」을 요도 내로 밀어내는 동시에 「요도설약근」과 「해선체근」등이 수축하여 드디어 「사정」이 일어나는 것이다. 이 「사정」 수축은 0.8초 간격으로 불규칙으로 일어나고 보통 방출이 3~5회 정도 반복된다.

여자친구 집에서

오늘은 신나는 날, 여자 친구의 부모님으로부터 저녁식사 초대를 받았다.

이발도하고 목욕도하고, 친구들에게 자랑을 했더니 오늘 같은 날은 사고 칠 가능성이 많으니 장화를 꼭 준비하라고 한다. 그래서 여자친구의 집 근처 약국에 들러 콘돔을 하나 구입했다. 난생 처음 사는 비상용 콘돔이라 약국 아저씨에게 이야기 할 때 무척 쑥스러웠다. 약국 아저씨는 용기를 내라고 말해주면서, 친절하게 콘돔 사용법까지 알려주셨다. 고마운 약사 아저씨……. 드디어 여자친구 집 저녁식사 시간, 식탁에 모두 앉았다. 애인의 집안은 독실한 기독교집안 이었다. 나는 불교신자인데……. 그렇지만 나는 식사 기도를 내가 하겠다고 박박 우겼다. 그리고는 주기도문 일부와 국민교육헌장의 일부와 삼강오륜과 앞으로의 희망에 대해 십분 이상 끌면서 기도를 마쳤다. 나의 이 희한하고 미친 듯한 행동에 여자친구는 옆에서 조그맣게 물었다.

"야, 너 왜 기독교 신자라는 말 안 했어?"

나도 소곤대며 말했다.

"야, 이 계집애야! 왜 너희 아버지가 약사라는 말 안 했어?"

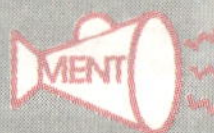

남자는 자기 애인을 친구 애인과 비교하고, 여자는 자기 애인을 아버지와 비교한다.

? 학력이 높으면 성행위의 횟수가 높다?

킨제이 보고서에 의하면 아주 심한 두뇌활동을 하는 사람을 제외하면, 평균적으로 성행위의 횟수는 학력이 높을수록 높다. 적어도 한 번 이상 1주일에 5번 이상의 성행위를 즐긴 경험이 있다고 답한 사람 중, 고졸여성은 16%인데 반해, 대졸여성은 37%나 된다. 반면 처녀성을 상실하는 나이는 학력과 비교하여 반대로 간다. 왜냐하면, 학교에서 공부에 취미를 잃을수록 그 자리를 메우기 위하여 성에 대해 관심을 기울이게 되는 것은 자명한 사실이기 때문이다. 초등학교 학력을 가진 여성이 18세에 이르면 10명 가운데 9명이 처녀성을 상실한다. 반면에 대졸 학력을 가진 여성은 10명중에 3명이 처녀성을 상실한다.

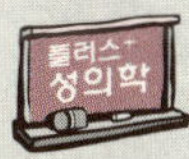

온전관계, 나는 이렇게 본다.

① 운전기사 : 속도위반이다.

② 극장주인 : 일종의 예매다.

③ 산부인과 의사 : 우리의 밥줄이다.

④ 국회의원 : 날치기 통과다.

⑤ 세일즈맨 : 샘플이다.

⑥ 산악인 : 사전답사다.

⑦ 포목점 상인 : 예단이다.

⑧ 은행원 : 약속어음이다.

⑨ 회사원 : 가불이다.

⑩ 법무사 : 가등기다.

너무합니다!

변호사가 상담하러 온 남자에게 물었다.
"이혼하고 싶다니, 이젠 부인을 사랑하지 않는 겁니까?"
"그게 아니라……. 집사람이 성관계를 너무 좋아해서 매일 밤 그것도 몇 차례씩 하려 들거든요. 이래 가지고선 제명에 못 살 것 같지 뭡니까?"
"그렇다면 이 방법을 써 보시죠. 부인이 성관계를 하자고 할 때마다 돈을 받는 겁니다. 그게 이혼보다 훨씬 나은 방법일겁니다."
"그게 좋겠군요!"
집에 돌아온 남편은 바지를 벗기려는 부인을 멀리하면서 변호사의 충고대로 선언을 했다.
"잠깐! 지금부터 성관계하고 싶으면 나에게 돈을 지불하라고. 부엌에서 할 땐 5만원, 응접실 소파에서 할 땐 10만원, 침대 위에선 25만원!"
그러자 아내는 돈을 꺼내며 말했다.

"치사하게……. 자, 25만원! 오늘 치예요."
"알았어, 그럼……."
"잠깐!"
부인이 침실로 향하는 남편을 불렀다.
"그쪽이 아니에요. 그건 부엌에서 다섯 번 할 돈이라고요!"

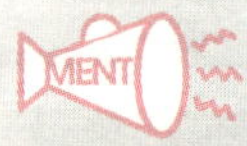

사랑은 영원하지 않다. 어제까지만 해도 '너 없으면 못살아!' 하다가도 오늘 '너 땜에 못살아!' 가 된다.

이 책의 정보는 최신 성의학 정보에 의해 수정 될 수 있습니다.

남녀가 성관계 장면을 볼 경우, 남자는 빨리 흥분하지만 여자는 생각만큼 쉽게 흥분하지 않는다. 이것은 남녀가 태어날 때부터 갖고 있는 생리적인 차이로 남성이 여성의 벌거벗은 모습이나 포르노 사진 등 시각적인 자극에 쉽게 흥분하는 것에 비해, 여성은 포르노 소설이나 영화의 러브신처럼 정서적인 것에 흥분하는 경향이 있다.

그래서 여자들에게 포르노를 판매하려는 시도는 모두 실패로 끝났다. 어느 지역에서는 누드에 대한 여자의 태도가 남자와 똑같다는 것을 확인시키기 위해 여성용 잡지에 남자 누드모델이 등장시키기도 했지만, 남자 누드모델 사진은 「게이」들에 의해 나오는 즉시 사라져 버렸다.

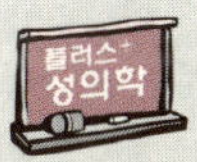

부부간 성욕을 방해하는 것 5가지

① 애정 저하 & 상실

② 친밀감 & 대화부족

③ 신뢰 결핍

④ 불안정한 생활

⑤ 상대에 대한 존경심 부족

감각전도시스템

아내가 만삭이 되어 병원에 실려 갔다. 애를 무척이나 기다린 남편, 기뻐하며 아내의 고통을 나누기로 했다.

의사 : 감각전도시스템이 개발되었습니다. 아픔을 전도 받으시겠습니까?

남편 : 당연하지요. 저……. 그런데 너무 아플 것 같으니 10% 전도해 주세요!

10%의 아픔을 전도 받고 있는 남편, 그런데 전혀 아프지 않았다. 그런데도 아내는 여전히 괴로워하고 있다.

남편 : 의사 선생님! 20% 전도해 주세요.

어라?! 그래도 괜찮네?

남편 : 의사 선생님! 50%로 올려주세요.

그래도 남편은 별로 아프지 않았다. 애 낳는 게 무척 아프다더니 별거 아니군……. 그러나 아내는 여전히 괴로워한다.

남편 : 의사 선생님, 결심했습니다. 100%로 해주세요.

그리하여 아내도 남편도 순조롭게 아이를 낳았다. 그런데 집으로 돌아와 보니 집 앞에 우체부 아저씨가 죽어 있는 것이 아닌가!!!

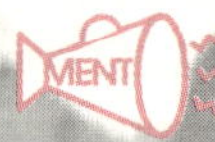

여자는 착한 남자보다 강한 남자를 원한다.

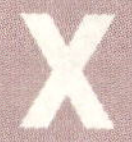

"아기에게 어떤 영향이 있지 않을까?" 하고 걱정하지만 그런 일은 절대로 없다. 왜냐하면 아기는 「난막」에 둘러싸여 있기 때문에 정자가 「난막」을 뚫을 수 없다. 게다가 「질」속은 보통 산성이고 정자에게 적합한 것은 알칼리성이므로 「사정」된 정자는 그 대부분이 「질」안에서 죽어 버리는 운명을 맞이하기 때문이다. 단지 배란기는 정자의 활동을 높이기 위해 경관에서 보통보다 10배나 되는 점액이 분비되기도 하지만 임신 중에는 「배란기」가 없으므로 안심해도 된다.

태아 1개월 : 키 0.5cm, 뇌, 눈, 청각기관, 심장, 간 등 각 기관이 나누어지고 발육이 시작하는 단계.

2~3개월 : 눈, 귀, 코, 입을 알아볼 수 있으며, 손가락, 발가락 만들어지고 사람의 모습을 닮게 되며 심장이 거의 완성됨. 초음파에서 심장소리를 들을 수 있음.

4개월 : 팔다리가 균형 있게 발달되고, 꼼지락거리며 운동을 시작함. 손발가락 구별이 가능하고 손톱, 발톱이 생기고 남녀를 구별할 수 있음.

5개월 : 손발이 움직이며 배를 차기도 하므로 엄마는 태아 움직임 느낄 수 있고, 몸 전체에 솜털이 나고 머리카락과 눈썹이 보임.

6개월 : 아기피부는 '태지' 라는 물질로 덮이기 시작하며 양수 속에서 헤엄 지며, 소변을 보기도 함.

7개월 : 뇌가 발달하고 몸의 기능을 조절하기 시작하지만 폐는 아직 충분히 발달되지 못하는 시기임.

8개월 : 태반이 보이고 태아는 자궁 속을 꽉 채우면서 엄마 뱃속이 좁아질 정도로 많이 자라남.

9개월 : 생식기가 완성되고 고환이 음낭으로 내려옴. 폐 기능이 안정되며, 손발 근육이 발달하고, 머리카락도 2~3cm 정도 자람. 머리는 몸통의 1/4크기. 머리뼈도 단단해져서 출산시에 머리를 보호할 수 있음.

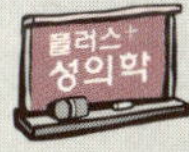

태아에게 스트레스는 술이나 담배보다 더 나쁘다

스트레스는 태아의 뇌 크기까지 줄일 수 있기 때문에 산모는 스트레스를 받지 않도록 좋은 음악도 듣고, 좋은 이야기(태담)도 해주고, 배를 쓰다듬는 스킨십을 자주 해주어야 한다(지능이 월등히 높아짐). 그래서 행복한 엄마가 행복한 아기를 낳는다. 그리고 임신 6개월부터는 자궁 안에서 외부소리를 모두 듣기 때문에 부부싸움도 하면 안 되고 시끄러운 소리, 불쾌한 소리, 짜증나는 소음이 오래 지속되면 호흡기능의 발달도 늦어진다. 뇌, 신장, 팔다리가 만들어지는 임신초기에 가장 조심해야 한다.

값 매기는 방식

하루가 멀다 하고 싸움질을 하기 때문에, 더 이상 같이 살 수 없는 부부가 있었다.

두 사람은 급기야 다음날 이혼하기로 합의했다.

그 날 저녁 남편이 아내에게 면박을 주며 말했다.

"너 같은 건 시장에 내다 팔아도 1,500원밖에 못 받아!"

"뭐야? 1,500원이라니! 그게 무슨 소리야?"

"호박 한 개 값 300원, 호빵 두 개 1,000원, 무 두 개 200원, 거기에 건포도 두 개는 덤으로 줘야 하니까 합이 1,500원 밖에 더 돼?"

그 말을 들은 아내가 이에 뒤질세라 즉각 남편의 값을 매겼다.

"흥! 난 1,500원이지만 넌 150원밖에 안 돼?"

"뭐라고? 150원?"

"그래. 메추리알 두 개에 100원, 늙은 고추 한 개에 50원!"

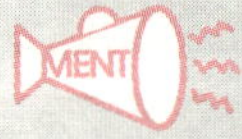

주머니에 늘 동전이 있는 여자는, 금전에 대한 집착력이 강하다.

실연(失戀)의 상처엔 초콜릿 좋다?

사람이 사랑에 빠졌을 때는 뇌가 「페닐에틸아민」이라는 화학물질을
분비하데 이 물질은 몸의 에너지 수위를 높이고 심장박동을 올려서
살짝 꿈을 꾸는 듯한 행복한 기분을 느끼게 해준다. 그런데 초콜릿
이 「페닐에틸아민」 성분을 포함하고 있기 때문에 연인과 헤어지고
나면 사람들은 종종 초콜릿을 간절히 원하게 된다.
실연한 친구가 있으면 초콜릿 선물이 어떨까?

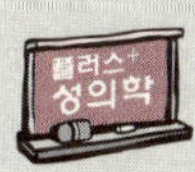

예술과 외설 구별법 10가지

① 보면서 가슴이 '찡' 하면 예술, 아랫도리가 '찡' 하면 외설.

② 풍경이 많으면 예술, 광경이 많으면 외설.

③ 본 사실을 자랑스럽게 말하면 예술, 감추면 외설.

④ 화질이 고르게 닳았으면 예술, 부분적으로 닳았으면 외설.

⑤ 화면이 전체적으로 뿌여면 예술, 중요부분만 뿌여면 외설.

⑥ 본 후 마음이 안정되면 예술, 몸이 뜨거워지면 외설.

⑦ 대사가 많으면 예술, 신음소리가 많으면 외설.

⑧ 전체를 다시 보면 예술, 주요 장면만을 계속 반복해서 보면 외설.

⑨ 비디오집 주인이 잠자코 있으면 예술, 빨리 갖고 오라고 닦달을
　 하면 외설.

⑩ 보면서 눈물을 흘리면 예술, 침을 흘리면 외설.

차이

성질이 급한 여인이 횡단보도가 아닌 곳을 건너다 그만 덤프트럭 밑에 깔렸다. 기중기로 20분이나 걸려 다급히 여인을 구조했는데, 다행히 여인은 무사했다. 이때 옆에서 구경하고 있던 배가 남산만한 임산부가 한마디 했다.

"아주머니는 참 운도 좋으셔. 20분간이나 깔려 있어도 무사하니 말예요. 난 덤프트럭 운전사에게 2분밖에 깔리지 않았는데도 이 모양이 됐지 뭐예요!"

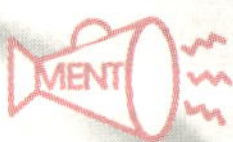 여자가 배나오면(임신) 여왕대접을 받지만, 남자가 배 나오면 환자 취급받는다.

？ 「정액」과 오줌은 같은 구멍에서 나온다?

남자의 성기에 구멍은 요도 하나밖에 없다. 결국 오줌과 「정액」은 같은 구멍에서 나오는 것이다. 그러나 「사정」과 배뇨를 동시에 하는 일은 절대로 없기 때문에 안심해도 좋다. 「음경」의 「발기」가 최대가 되면 반사적인 움직임에 따라 요도를 가로막아버리기 때문에 「정액」과 오줌은 같은 구멍에서 나오지만 절대로 섞이지 않는다. 그렇지 않으면 정자는 오줌에 접촉되어 모두 죽어버리게 된다.

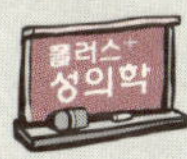

성인병 예방수칙

① 여러 가지 자연식품을 골고루 섭취하자.

② 삼백(三白)인 소금, 설탕, 조미료를 삼가 섭취하자.

③ 당질과 지방질을 알맞게 먹고, 채소와 해조류를 넉넉히 먹자.

④ 단백질을 충분히 섭취하고, 우유를 매일 마시자.

⑤ 규칙적으로 운동하고 잠을 충분히 자자.

⑥ 담배를 끊고 술을 삼가자.

⑦ 스트레스를 피하고, 남을 도우며 즐겁게 지내자.

⑧ 과학적으로 입증되지 않은 민간약이나 보조식품을 먹지 말자.

⑨ 매사를 긍정적으로 보고 자기 일에 충실하자.

⑩ 정기검진으로 성인병을 조기에 발견하여 관리하자.

JOKE

추측

목포로 향하는 만원 기차 안에서 남자 승객 한 명이 아가씨에게
제안했다.
"제 무릎에 앉으시겠어요?"
오랫동안 내내 서서 오느라 지쳐있던 터라, 여자는 흔쾌히 받아
들였다.
조금 지나자 남자가 말했다.
"저 혹시 아가씨는 미용실에서 일하지 않으세요?"
"어머, 맞아요. 어떻게 아셨죠?"
"우선 머리를 아주 예쁘게 잘 손질하셨고, 손가락 매니큐어가
아주 섬세하게 칠해졌기 때문이죠. 아름다우십니다~!"
"아주 멋진 추리력이군요. 당신은 혹시 덤프트럭을 운전하고
있지는 않나요?"
"세상에! 어떻게 아셨죠?"
"제가 당신 무릎에 앉자마자, 그때부터 서서히 덤프트럭처럼
나를 들어올리고 있기 때문이죠!"

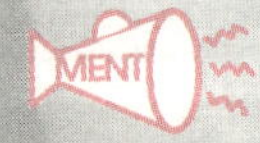

여자는 남자로부터 칭찬을 들으면, 생리적인 쾌감을
느낀다.

키스를 많이 하면 오래 산다?

키스는 사람의 수명을 길게 해주는 효과가 있다. 충동적이든, 깊은 감정의 표현으로서의 키스든, 키스를 많이 하는 사람은 오래 산다. 그리고 「프렌치키스」를 하는 순간 심장이 뛰고, 맥박이 두 배로 빨라지고 혈압이 오르고, 췌장에서는 인슐린이 분비되고, 부신은 아드레날린을 배출한다. 게다가 성적 충동을 받아 키스를 하면 혈액속의 백혈구 활동을 활성화시켜 발병의 기회를 차단한다. 또한 사랑의 키스는 다이어트에도 크게 도움을 준다. 아침마다 하는 모닝 키스는 한 번이 3.8Kcal의 에너지를 연소시켜 준다는 수치가 나와 있다.

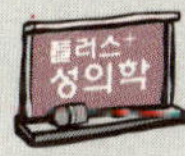

키스의 종류

① Bird Kiss : 작은 새가 부리를 재는 것 같은 가벼운 키스.

② Hamburger Kiss : 빵과 빵 사이에 고기가 낀 햄버거처럼 입술을 서로 교환하는 키스.

③ Air Kiss : 상대의 입안에 공기를 부풀리는 것.

④ Sliding Kiss : 입술을 댄 뒤 머리를 흔들어 미끄러지는 기분을 느낌.

⑤ Inside Kiss : 슬라이딩의 다음 단계. 숨이 가빠지면 입술로 공격.

⑥ Tongue training Kiss : 입술 대신 입술 안의 혀로 하는 키스.

⑦ French Kiss : 입술을 연 채 혀까지 자유롭게 왕래한다.

⑧ Wide space Kiss : 상대의 입술 전체를 입술로 덮는다.

'kiss'의 순 우리말은 '심알을 잇는다'이고, '심알'은 마음속의 핵을 뜻한다. 따라서 진실로 마음이 통하고, 사랑하는 사이에서만 할 수 있는 행동인 것이다.

오입

미모가 뛰어난 수절 과부가 있었다. 그런데 마을의 바람기 있는 사내들은 호시탐탐 눈독을 들이고 있었지만, 과부의 절개가 얼마나 굳은지 그 누구도 함부로 접근 할 수가 없었다.

그러던 어느 날, 사내들끼리 과부를 먼저 건드리는(?) 사람에게는 천 냥의 상금을 주기로 하는 내기가 벌어졌다. 누구도 감히 나서지 못하고 있을 때, 마침 행색이 초라한 거시기가 나서더니 닷새만 여유를 주면 자기가 해 보겠다고 나섰다. 물론 사람들은 기대도 하지 않았다.

다음 날 아침, 거시기는 그 과부의 집을 찾아가서 대문을 두들겼다. 과부가 대문을 열자 갑자기 거시기는 큰소리로 '오입!' 하고 소리치고는 냅다 도망을 쳤다.

거시기의 이러한 행동은 그 이튿날도 이어졌고, 사흘, 나흘이 지나도록 계속 이어졌다. 드디어 약속을 한 닷새 째 되던 날, 거시기는 마을 남자들을 불러 놓고 자신이 과부를 건드린 증거를 보일 테니 숨어서 지켜보라고 했다. 과부의 대문으로 간 거시기는 과붓집 대문을 쾅! 쾅! 두드렸다. '삐~거덕!' 하고 대문이 열리고 과부가 고개를 내밀었다.

순간 숨어서 지켜보던 사람들은 모두 깜짝 놀랐다. 과부가 다음과 같이 먼저 소리를 '꽤~액!' 하고 지르는 게 아닌가.

"너 또 '오입!' 하러왔지?"

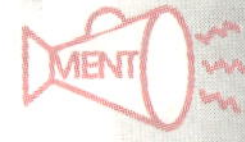 여자는 같은 말을 여러 차례 반복해서 들으면, 심리적인 암시에 걸린다.

처녀는 반드시 「처녀막」이 있다?

처음 태어날 때부터 「처녀막」을 가지지 않은 여성도 있고, 격렬한 운동으로 처녀막이 파열되는 경우도 있다. 게다가 경험이 풍부한 여성은 처녀막 재생수술이라는 '히든카드'도 있다. 이렇듯 처녀막 유무로 처녀인가 아닌가를 제대로 구분할 수 없다. 그렇다고 전혀 방법이 없는 것도 아니다. 혈액 속의 항체를 조사하면 된다. 「정액」이 여성의 체내에 들어가면 여성의 혈액에 정자에 대한 항체가 만들어지는데, 콘돔을 사용해 「정액」이 체내에 들어가지 않게 관계를 맺으면 항체는 생기지 않는다. 이 항체는 소멸되지 않기 때문에 이 항체의 유무를 조사하면 판별이 가능하다는 것이다. 하지만 이 방법도 그리 쓸 만한 것은 못된다. 키스나 수혈만으로도 항체가 생겨 버리는 경우가 있기 때문이다. 따라서 현재로 완벽한 처녀 판별법은 오직 그녀를 믿는 것뿐이다.

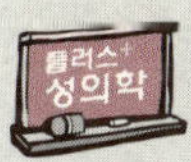

Good Sex & Bad Sex

「굿 섹스!」와 「베드 섹스!」

섹스를 굳이 「굿 섹스」와 「베드 섹스」로 구분하는 필자를 독자들은 원망할는지도 모른다. 그러나 섹스는 알다시피 관계 시마다 늘 똑같은 느낌을 주지 못한다. 때론 「체위」때문에, 분위기나 몸의 상태 때문에, 파트너 때문에, 시간 때문에, 마음의 수용상태 때문에 그 「느낌」과 「맛」은 매번 다르다.

「굿 섹스」는 일단 '하고 난 후'가 너무나도 개운하다. 몸 상태가 가뿐해지고, 잠도 편안하고, 일도 잘된다. 그것은 관계 전이나 관계 후의 두 사람의 마음에, 더욱 더 강한 확신을 준다. 그러나 「베드 섹스」는 관계 중에도 귀찮을 뿐더러 관계 후에 그의 얼굴조차 보기가 싫다. 마치 '쓰레기 통'에 '쓰레기'를 버리듯, 그냥 배설행위 그 자체이고 본능해소뿐이다. 그러다 보니 왠지 모르게 뭔가 덜 풀린 듯하고 몸은 '찌뿌둥' 하여, 오히려 섹스가 고통스러울 뿐이다.

비밀경찰

영국 혼란기에 경찰을 사칭하면서 범죄를 저지르는 사람이 있었다.

영국 경찰은 범인을 수배하기 위해, 자신들만의 비밀로 콧수염을 길렀다.

어느 날, 영국 경찰이 범인을 잡고 다그치자 범인은 자신도 경찰이라고 우겼다.

영국 경찰이 "우린 비밀로 콧수염을 기르고 있다!"고 말하자 범인은 갑자기 바지를 벗더니 이렇게 말했다.

"난 비밀경찰이다!"

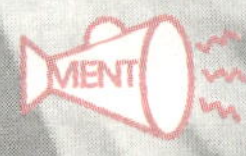

전 세계 경찰 기록을 철저히 파헤쳐 본 결과, 남편이 설거지를 해주고 있는 동안 남편을 총으로 쏜 아내는 단 한 명도 없었다.

남편이 건강하면 부인도 튼튼하고, 남편이 아프면 부인도 약해진다. 이와 같은 현상은 부부의 건강이 지금까지 알려진 교육 수준이나 경제력 같은 요인뿐 아니라 배우자의 건강과도 밀접하게 연관돼 있기 때문에 일어난다. 결혼생활을 오래한 부부일수록 더욱 닮아가는데, 그 이유는 같은 물을 마시고, 같은 세균에 노출되는 등 동일한 환경적 상황 속에서 살아가기 때문이다. 또 자녀의 교육이나 가사 등에서 정신적인 스트레스를 함께 받기 때문에 건강이 함께 악화되는 것이다. 물론 반대의 긍정적인 경우도 마찬가지로 일어난다. "부부가 함께 오래 살면 얼굴이 닮는다."는 말도 있지만 "부부는 건강도 닮는다."

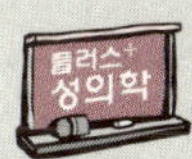

Good Sex

「굿 섹스!」

기왕에 할 일이라면, 피할 수 없는 것이라면, 어떻게 하면 더 좋은 느낌을 자신과 사랑하는 사람에게 줄 수 있을까? 분명 한 번쯤 고민하고 노력할 가치가 있다.

우선 내 몸이 건강해야 한다. 그리고 상대 파트너에게, 보다 긍정적이고 적극적인 마음이 있어야 한다. 「굿 섹스」는 두 사람만의 정신적, 육체적인 커뮤니케이션이다. 그것은 일방통행도 아니고, 체증이 심한 병목지역도 아니다. 상호간의 '의사소통'과 '육체소통'인 것이다.

「굿 섹스」는 정액이나 분비물 또는 침이나 땀도 서로 옮겨 다니지만, 무엇보다도 '사랑과 신뢰' 그리고 '인격의 커뮤니케이션'이다. 이 땅의, 모든 정상적인 부부와 건강한 성인남녀의 더 나은 성생활을 위하여!

파이팅!!!

참고문헌

책이름	출판사	저자
가라사대 별곡	범조사	서정범
거덜 별곡	한나라	서정범
너덜 별곡	한나라	서정범
너스레 별곡	범조사	서정범
무녀 별곡	한나라	서정범
수수께끼 별곡	범조사	서정범
억억 별곡	한나라	서정범
우스개 별곡	범조사	서정범
익살 별곡	한나라	서정범
학원 별곡	범조사	서정범
허허 별곡	범조사	서정범
NG 없는 스피치여행	세훈	김주수
X세대 군바리	성하	윤동재
감성시대의 칼라마케팅	사민서각	김훈철 장영렬
거꾸로 달리는 한국의 운전문화	고려원	전국진
고금소총	대일	이조민속야담연구회
골때리는 유머	신서출판사	유머연구회
골목대장 아메리카	리수	박정철 오승환
공자가 죽어야 나라가 산다	바다	김경일
공자도 빠져버린 섹시유머	일송미디어	하이아트 기획실
김국진의 테마게임	한림미디어	
깔깔 유머 시리즈	나나	오경자
깜짝 유머한마당	고려출판	유승자
끼리여행	일선	원용희
나도 말을 잘하고싶다	도담	이춘섭
나도 심심한데 대통령이나 돼 볼까	사랑과 사람	이철용
너 그거 아니?	문학 세계사	디비딕 닷컴
너 이거 알어? 1, 2	자작나무	최명희 옮김
노대통령의 조크	현대문화	장덕균
돈과 인생의 의미	고려원	이희재

책이름	출판사	저자
딴지일보 1, 2, 3	자작나무	김어준
마케팅 잘하는 사람 잘하는 회사	더난	이장우
말을 듣지 않는 남자 지도를 읽지 못하는 여자	가야넷	이종인 옮김
명구절을 찾습니다	앞선책	최명길
목사님 우리들의 목사님	서지원	백현락
묵찌빠 3행시	솔빛출판	편집부
미국폭소 319가지	자유문학사	김진욱
밤새지 마라 말이야	창공사	이성수
배꼽 뒤집어지는 유머	예가	김막동
차귀담 배워서 남주나	가교	장덕균
베터라이프 베스트라이프	태웅출판	김종삼
북녘 신세대 x파일	한뜻	윤웅
비즈니스 유머	지원북클럽	이지훈
사랑을 다루는 77가지 키워드	무크	키튼 장
사오정 시리즈	베스트북스	컬트개그연구회
상식의 오류사전 1, 2, 3	경당	박정미옮김
설득의 화술	서림문화사	서림능력개발자료실
성공의 화술	보성	한국화술연구회
세계유머	대아출판	이성각
세상에 믿어봐 헷갈리네 헷갈려	큰방	김벙묵
세상을 거꾸로 보는 농담	정선문화사	이여명 엮음
셜록홈즈 정보테크닉	고려원미디어	이상우 정태원
시험에 안나오는 상식	모아	이원두
안녕하세요? 맹두칠 차장님	사람들	김경태
알쏭달쏭 수수께끼	솔빛출판	정명호
야한 유머 섹시한 유머 배꼽 빼는 유머 총집합	변인의 길	수선화기획
에로비안 나이트	함께	김재화
엔돌핀 만땅 1	신서출판	유머연구회
엔돌핀 만땅 2	〃	〃
엔돌핀 만땅 3	〃	〃
엔돌핀 유머 100배 즐기기	보성출판	편집부
여심 공략법	서림문화사	서림능력개발
영파워 가슴을 열어라	장락	기쁜 우리 토요일 제작팀
예스 남성클리닉	모아	서주일 유제명

책이름	출판사	저자
오늘도 나는 완전한 성을 꿈꾼다.	좋은 벗	이윤수
오늘의 의학 상식이야기	을지출판사	조범래 옮김
웃음 건강학	예영	김용운
웃음속에 담긴 지혜	여명	이효림
유머 경영	북라인	김희진 옮김
유머 랜드	예원사	꿈꿀권리
유머 사전	문학마을	최성호
유머 주식회사	고려문학사	편집부
유머 처세술	나나	김양배 옮김
유머 철학	평단문화사	편집부
유머기법 7가지	뜨인돌	김진배
유머로 재치 있게 말하는 사람이 무조건 뜬다	책이있는마을	김석준
유머를 밝히면 세상이 즐겁다	무한	박인욱
유머여행	예원사	꿈꿀권리
유머학	미래문화사	한얼 유머 동호회
유머화술	보성출판사	한국해학연구회
유머화술 95가지	무한	김진배
유머화술 업그레이드	엘맨	김진배
이 책이 세상에서 가장 야한 책 맞나요?	아이노	김재화
이디피에스로 애인 웃기기	예술시대	대단한 녀석들
이벤트보다 돈버는 장사는 없다	다미원	민병근 옮김
이불 속에서 보는 책 1	출판시대	유머펀치
이블 속에서 보는 책 2	출판시대	유머펀치
인체기행	지성사	권오길
일하지 않는 즐거움	중앙 M & B	최복선
자기계발 소프트	여민	유영주 옮김
재미있는 속담풀이	솔빛출판	정명호
재치 있는 말 한마디가 인생을 바꾼다	시아	이정환
조금만 비겁하면 인생이 즐겁다	가서원	전유성
조직을 이끄는 리더의 조건55가지	주변인의 길	강태규 옮김
죽어서도 웃는 돼지가 더 비싸다	명진출판	강제상
준비된 말이 성공을 부른다	가야미디어	
이정숙 중국 폭소 유머	보성출판	한국해학연구회
창의력 두 배 키우기	문공사	정창덕

책이름	출판사	저자
책속의 책 1	우리문화사	
폴 임 책속의 책 2	우리문화사	
폴 임 처세유머	우성출판	한국유머연구회
코미디 유머	고려문학사	편집부
크리스챤도 웃을 자유가 있다	쪽지	김형모
토탈유머	보성출판	한국해학연구회
패러디안 나이트	세림	강범준
펄떡이는 물고기처럼	한 언	유영만 옮김
폭소강단	서로사랑	박요한목사
프랑스폭소 280가지	자유문학사	김진욱엮음
하지 말라는 것은 다 재미있다	경당	전유성
학교에서는 가르쳐 주지 않는다	인북스	이규형
한 방에 날려버리는 유머	정민미디어	김승현
한국 유머	보성	한국해학연구회
한국 유머 1번지	고려문학사	장용환
한국을 웃긴 250가지 유머	삶과 지혜	김웅래 오진근
한국의 유머	이상비	우성
한국의 해학 1권 ~ 10권	청화출판	편집부
한국인 유머	보성	이주훈
한국인 유머	보성출판사	한국해학언구회
한국인의 해학	청음	장지하
한바탕 웃고 나면 아이디어가 샘솟는다	보성출판 21세기	한국화술연구회
화성남자 금성여자의 침실 가꾸기	친구미디어	김경숙 옮김
화성에서 온 남자 금성에서 온 여자	친구 미디어	김경숙 옮김
화장실에서 보는 유머	솔빛출판사	유머연구회
화장실에서 보는 책 1	그린비	화장실에서 독서를 즐기는 모임
화장실에서 보는 책 2	〃	화장실에서 독서를 즐기는 모임
화장실에서 보는 책 3	〃	화장실에서 독서를 즐기는 모임
화장실에서 보는 책 4	그린비	화장실에서 독서를 즐기는 모임
황당함, 야시시함, 엽기스러움이 숨쉬는 유머광장	주변의 길	편집부
휴게실에서 보는 섹시 유머	예지 미디어	유머연구회

그리고

인터넷을 통해, 필자와 만나 지면으로 태어난,모든 유머와 성의학 상식들……

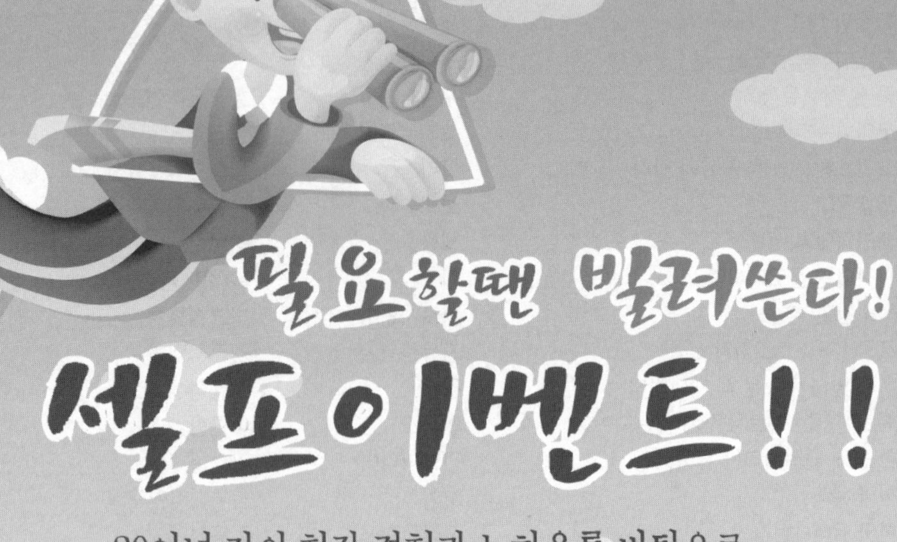

필요할땐 빌려쓴다!
셀프이벤트!!
20여년 간의 현장 경험과 노하우를 바탕으로,
게임도구 개발 제작, 판매 및 대여!
레크리에이션 및 행사 대행
각종 인쇄 홍보물, 현수막, POP제작, 디자인등
전문가들의 집단입니다.
www.selfevent.com
상담문의. 02)2068-2088

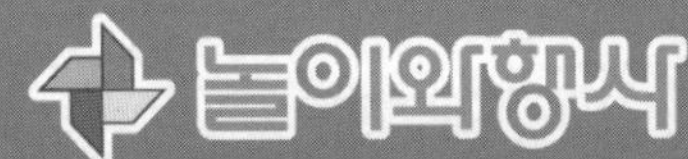

놀이와행사

재미있는 남자 센스있는 여자

*

초판1쇄 — 2006년 6월 15일

*

엮은이 — 전 승 훈
펴낸이 — 채 주 희
펴낸곳 — 해피&북스
*
주   소 — 서울시 마포구 망원동 379-41
출판등록 — 제10-1562호(1985.10.29.)
*
TEL. — (02) 323-4060
FAX. — (02) 323-6416
e-mail — elman1985@hanmail.net
*
잘못된 책은 바꾸어 드립니다.
*
값 10,000원

(상담 및 게임도구 렌탈, 구입시 연락처)
우 150-805
서울시 영등포구 양평동1가 163번지 3층
☎ (02) 2068-2088, 011-282-5840
www.hifun.co.kr   www.selfevent.com